THE BITE RAISING

How to deal with Vertical Dimension of Occlusion, Occlusal Plane, Bite Collapse Cases

咬合挙上を
うまく
なりたい

どうする? 咬合高径・咬合平面・咬合崩壊症例

五十嵐順正
東京医科歯科大学大学院医歯学総合研究科・前教授

増田裕次
松本歯科大学総合歯科医学研究所・教授

著

クインテッセンス出版株式会社　2017

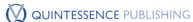

QUINTESSENCE PUBLISHING

Berlin, Barcelona, Chicago, Istanbul, London, Milan, Moscow, New Delhi, Paris, Prague, São Paulo,
Seoul, Singapore, Tokyo, Warsaw

　咬合機能は，正常者の顎口腔系では人体の発育にともなって形成され，機能する.

　う蝕・歯周病・外傷・形成不全などの種々の原因により，正常歯列が欠損し，欠損歯列を生じ，時間が経過して，症状が固定すると，咬合機能を行う上下顎歯列・**咬合平面・咬合高径**などに形態異常が生じ，咬合機能が崩壊し，顎口腔系に障害を来たすようになる.

　本書では，この本来の咬合高径・咬合平面が失われた**咬合崩壊症例**の治療学について，咬合崩壊症例の様相・症状・治療法の考え方に関し，歯科補綴学の立場から検討を加え，さらに臨床の疑問点については，**口腔生理学**の立場から解説を加えた. また，臨床家の協力も得て，クラウン，クラウンブリッジ，クラスプ床義歯，テレスコープ義歯，インプラントブリッジなどの治療症例のバリエーションを示すこととする.

　本書が，咬合平面をどうすべきか，咬合挙上を行いたいがどうするのか，悩む臨床医の一助になれば幸いである.

2017年2月

五十嵐順正，増田裕次

執筆協力　森本　剛，谷口善成

CONTENTS

著者略歴

五十嵐順正（いがらしよしまさ）（INTRODUCTION, CHAPTER 1〜7 執筆）

1972 年 3 月　東京医科歯科大学歯学部卒業
1976 年 3 月　東京医科歯科大学大学院歯学研究科修了（歯科補綴学専攻）
1976 年 4 月　東京医科歯科大学助手（歯科補綴学第一講座）
1981 年 12 月　昭和大学歯学部助教授（歯科補綴学第三講座）
1993 年 9 月　松本歯科大学教授（歯科補綴学第一講座）
2006 年 1 月　東京医科歯科大学大学院教授（摂食機能構築学分野）
2013 年 3 月　東京医科歯科大学定年退職
2013 年 4 月　大阪歯科大学客員教授，東北大学大学院歯学研究科非常勤講師，岡山大学歯学部非常勤講師

所属学会
日本補綴歯科学会
口腔病学会
歯科チタン学会
EPA（ヨーロッパ補綴歯科学会）
IADR（国際歯科学会）

主な著書
『コーヌステレスコープデンチャー』永末書店，1984
『ケルバーのコーヌステレスコープ』医歯薬出版，1986（訳）
『パーシャルデンチャー・設計アルバム：RPI を中心に』クインテッセンス出版，1989（訳）
『パーシャルデンチャーの設計』口腔保健協会，1995
『高齢者の補綴治療』クインテッセンス出版，2001（訳）
『パーシャルデンチャーのテクニック（第 4 版）』医歯薬出版，2006
『スタンダード部分床義歯補綴学』学建書院，2006
『新版　現代のパーシャルデンチャー』クインテッセンス出版，2008
『パーシャルデンチャーを得意になろう』ヒョーロン・パブリッシャーズ，2013
『パーシャルデンチャー成功のための設計 3 原則　動かない　汚さない　壊れない』クインテッセンス出版，2015

増田裕次（ますだゆうじ）（physiology 1〜5 執筆）

1986 年 3 月　大阪大学歯学部卒業
1986 年 4 月　大阪大学歯学部助手（口腔生理学講座）
1992 年 9 月　カナダ・トロント大学歯学部 文部省在外研究員（〜1994 年 2 月）
2000 年 5 月　大阪大学大学院歯学研究科講師
2002 年 12 月　大阪大学大学院歯学研究科助教授
2004 年 2 月　松本歯科大学総合歯科医学研究所教授（研究分野：口腔生理学，研究活動：咀嚼のメカニズム，口腔感覚の意義，口腔機能評価）
2005 年 4 月　松本歯科大学大学院歯学独立研究科教授　兼務

所属学会
日本咀嚼学会（常任理事）
日本顎口腔機能学会（常任理事）
歯科基礎医学会
日本生理学会

森本　剛（もりもとつよし）（CHAPTER 5 症例 5 執筆）

1982 年 3 月　大阪大学歯学部卒業
1982 年〜1985 年　大阪大学歯学部付属病院第一口腔外科勤務
1985 年 6 月　現在の地にて森本歯科医院（大阪市）開業
2011 年 8 月　日本歯科医師会認定産業歯科医 取得
2013 年 4 月　労働衛生コンサルタント試験 合格・登録

所属学会
日本顎咬合学会（認定医・編集委員）
日本補綴歯科学会
大阪大学歯学会
日本労働安全衛生コンサルタント会
大阪歯科労働衛生コンサルタント協議会（役員）

谷口善成（たにぐちよしなり）（CHAPTER 5 症例 6, CHAPTER 6 症例 2 執筆）

1986 年 3 月　神奈川歯科大学卒業
1991 年　たにぐち歯科開設（さいたま市）
1999 年　たにぐち歯科開設（川口市）
1999 年　ケアマネジャー資格取得
1999 年　医療法人社団・善歯会理事長

所属学会
日本補綴学会
日本口腔インプラント学会
ドイツ口腔インプラント学会（DGZI）
EAO（European association of osseointegration）
日本老年歯科医学会

これまでに発表・実践された 咬合挙上法，挙上量の評価法

　咬合高径を挙上，咬合平面の是正が必要なケースでは，大がかりな修復・補綴が必要となるが，患者の違和感などもみられることもある．そこで，これまでにさまざまな咬合高径の挙上法，咬合高径の挙上量を診断する方法，また，その咬合高径が適性か判断する方法が呈示・実践されてきた．どのような方法が提案されてきたのか，それらの方法をオーバービューしてみよう．

咬合挙上のさきがけ【1902年～】

　「咬合挙上」「bite raising」（Biβhebung：独）という概念が歯科医学の文献に登場するのは，Karolyi（1902）がさきがけであるとされる．これは現在でいう歯周治療用歯ぎしり防止スプリントを示し，咬合挙上により歯ぎしりを防止するとともに，歯周組織を保護するのではないかという意図で考案された．

ゴム床の暫間的咬合挙上装置【1929年～】

　咬合挙上スプリントの歯科補綴的な適用は，Koller KC（1929）が低位咬合患者に弾性ゴム床（歴史的蒸和ゴム：kautschuk製）の暫間挙上床を数週間装着させたあとに欠損補綴を開始した，と記載がある．

　欠損歯列の分類で著名なKennedy E（1942）は，欠損補綴に際して低位咬合を生じた患者に，術前の顎間関係をMonson咬合器にフェイスボウマウントし，「暫間的咬合挙上装置」「temporary bite raiser」として鋳造性の挙上スプリントを適用する技法を示している．

　Kazis H（1943），Koller KC（1943），Elbrecht（1950）らも，低位咬合患者に弾性ゴム床（kautschuk製）の暫間挙上床の適用を記載した．

レジンスプリントの登場【1959年～】

　1960年代以降は暫間挙上床の素材にアクリルレジンが使用され始め，Shore（1959）はレジンスプリントを上顎へ，Schweizer JM（1964）は下顎臼歯列へ適用する義歯型のレジンスプリントを発表した

表1　補綴治療に必要な「咬合挙上」の歴史．

発表年	著者	文献	咬合挙上の目的，方法
1902（史上初）	Karolyi M	Beobachtungen über Pyorrhoea alveolaris und Caries dentium. Öster Ung Vierteljahrsschr Zahnheilkd 1902; 18: 520-526.	【目的】歯周治療：咬合性外傷予防，咬合挙上．【方法・材料】暫間治療法を適用，材料はゴム床（Provisorium aus Kautschuk）．
1929（補綴治療初）	Koller KC	Abnehmbare Brücken und gestützte Prothesen. Berlin: Meusser, 1929 : 14-15.	【方法・材料】弾性ゴム床（Provisorium aus Kautschuk）を数週間装着．
1942	Kennedy E	Partial Denture Construction. Planning and Tretment for Bite Raising. Chap XI I Bite raising. New York : Dental items interst publishing, 1942: 215.	【方法・材料】Monson咬合器，Temporary Bite Raiser，Cast Gold Splintを使用．
1943	Kazis H	Planning and Tretment for Bite Raising. Dental items of interest publishing: 64-75 ＊p41後の「安静空隙」を咬合挙上に利用について言及	【方法・材料】temporary cast Nobilum bite plane with clasp.　indirect & direct method on face bow mounted articulator. ＊期間記述なく，暫間とのみ

発表年	著者	文献	咬合挙上の目的，方法
1943	Koller KC	Zahnersatz durch Kronen / Brücken und Klein-prothesen. 1. Band (von 2). Die Grundlagen des Zahnersatzes und sein Entwurf. Leipzig, Barth, 1943.	【目的】低位咬合の補綴治療のための咬合挙上（1929の文献も同様）．【方法・材料】弾性ゴム床（Provisorium aus Kautschuk）を数週間装着．
1950	Elbrecht A	Systematik der abnehmbaren partiellen Prothese. Leipzig, Hermann Meusser, 1937: 55-58.	【目的】主に咬合性外傷抑制．【方法・材料】弾性ゴム床または蒸和ゴム床，またはセルロイド床（Kautschuk oder Hekolith）．夜間のみ装着．
1959	Shore NA	Occlusal Equilibration and Temporomandibular joint Dydfunction: 110,111,277.	【方法・材料】acrylic splint in maxilla
1960	中沢勇	Schweitzer, JM. Oral rehabilitation. St. Louis: The CV Mosby, 1951. ＊本書を講座抄読会で抄録	【方法・材料】アクリルレジン床を数週間夜間のみ装着．
1964	Schweitzer JM	Oral Rehabilitation Problem Cases：317-346. ＊発表，中沢教授司会	【方法・材料】acrylic bite plate, interim RPD
1965	中沢勇ほか	＊口腔病学会．映画咬合改良法，Oral Rehabilitation	【方法・材料】アクリルレジン床を数週間夜間のみ装着．
1962, 1966	Posselt U	Physiology of occlusion and rehabilitation. Blackwell, 1966：242-248, 280-306.	【材料】アクリルレジン．【方法】咬頭嵌合位を8〜10mm咬合挙上のため，bite plate を3か月装着の症例あり．
1966	Brecker SC	Clinical Procedures in Occlusal Rehabilitation. Saunders (WB), 1966：239-261. 示唆に富む著作！	【方法・材料】a few weeks, metal & acrylic bite splint cemented
1968	保母須弥也	オーラルリハビリテーション．東京：医歯薬出版：303.	【目的】垂直顎間距離挙上．【方法・材料】バイトガードで3か月間経過．
1968	Bottger H	Das Teleskopsystem in der zahnarztlichen Prothetik: 69-74	【方法・材料】暫間義歯0.5年装着．3mm程度．審美性から類推．
1970	Singer & Schon	Singer & Schön. Partial Dentures：48-56	【目的】1次性，2次性低位咬合判別．【方法・材料】temporary bridge,splint で，約2か月．咬合挙上は free way space の範囲内．
1972	中沢勇	部分床義歯学．京都：永末書店：490-506.	【方法・材料】金属フレームとレジン前装を数か月仮装．暫間 RPD．
1983	Korber KH	Diagnostische Bisshebung. In：Konuskrone：Hutig, 1983：95.	【方法・材料】Konuskrone 顎位の修正が必要な場合6か月プロビジョナルレストレーションで経過
1987	Korber E	Die prothetische Versorgung des Lückengebiss-ess: Behandlung und Planung. Deutscher Zahn-ärzte Verlag, 1987：81,161,252	【方法・材料】挙上シーネ（aufbissbehelfe）を数週〜数か月
1996	Öwall, Käyser, Carlsson	Dahl B, Olio G. Wear of teeth and Restorative Materials. In: Prosthodontics, Principles and Management Strategies. Mosby, 1996: 193.	【方法・材料】vertical dimesion of occlu-sion
1999	Jørgensen EB	Prosthodontics for the Elderly: Restoration of Worn Tooth Surfaces. Chicago：Quintessence publishing, 1999. ＊ p164,168に症例を提示	【方法・材料】暫間 RPD 装着，数週〜数か月．
2008	野首，五十嵐	咬合高径の修正．In：新版　現代のパーシャルデンチャー．東京：クインテッセンス出版, 2008：113	【方法・材料】暫間 RPD，咬合挙上スプリント　装着数か月．
2009	五十嵐	日本顎咬合学会・編．VII 咬合挙上についての検査，診断，実施法．In：誰にでもできる咬合採得．ヒョーロンパブリッシング, 2009：99.	【方法・材料】暫間 RPD を，数週間，装着して挙上．

（Posselt U〔1962, 1966〕）.

本邦での咬合挙上の実践【1960年〜】

　本邦では中沢勇（1960, 1965）がSchweizerの下での知見を紹介・実践し，のちに学生向けの教科書に章を設け，「歯列部分欠損患者にはオーラルリハビリテーション（咬合改良法）の適用となる症例のある」ことを示した（1972）．Brecker SC（1966），保母（1968）らは，Schweizerのoral rehabilitationをさらに展開し，咬合挙上については「金属とレジン複合材スプリントで数週装着（Brecker）」「レジン製治療用咬合面板で3か月（保母）」暫間装着し，症状を確認のうえ，最終補綴へ移行することを示した．

咬合挙上スプリント【1970年〜】

　1970年代以降は，Körber KH（1983），Körber E（1987），Öwall, Käyser, Carlsson（1996），Jørgensen（1999），野首，五十嵐（2000），五十嵐（2009）らが，二次的（CHAPTER 1 **図1**参照）低位咬合症例患者の欠損補綴治療に際し，**「咬合挙上スプリント」を適用し，数週から数か月後に最終補綴へ移行する術式**

を提示している．

　以上のように，近代歯科補綴学が始まって以来「咬合挙上」は，広範な欠損補綴処置に，のちにいわれたオーラルリハビリテーションの一環として，治療計画が立案・実施されてきた．

　現代のわれわれが範とすべきは，

①患者所見の収集

②患者情報からあるべき「咬合高径　vertical dimension of occlusion（VOD）」の想定，設定

■顔貌，セファロ写真などを参考に，また最終補綴装置に必要な「挙上量」を推定する．

③想定された咬合高径に迫る臨床ステップの展開

■暫間咬合挙上の実施

■暫間咬合挙上装置の装着・調整・管理

■装着後の患者の反応の評価

■装着期間の設定と終了の判定

④暫間咬合挙上装置から最終補綴装置への移行

　プロビジョナルレストレーションの設計，臨床技法

⑤最終補綴装置の設計・装着・管理・予後管理

などを慎重に展開することが必要であり，これには広範な知識ベースと的確な臨床技法が不可欠である．

参考文献

1. Karolyi M. Beobachtungen über Pyorrhoea alveolaris und Caries dentium. Öster Ung Vierteljahrsschr Zahnheilkd 1902; 18: 520–526.

2. Koller KC. Abnehmbare Brücken und gestützte Prothesen:14-15.

3. Kennedy E. Partial Denture Construction II ed(1942). New York: Dental items of interest publishing, 1951: 215-253.

4. Kazis H. Planning and treatment for bite raising. New York: Dental items of interest publishing, 1943: 64-75.

5. Koller KC. Zahnersatz durch Kronen/Brücken und kleinprothesenj. A barth leibzig 1943 :19-22.

6. Elbrecht A. Systematik der abnehembaren partiellen Prothese: 55-58.

7. Shore NA. Occlusal equilibration and temporomandibular joint. Dydfunction. Philadelphia: JB Lippincott, 1959: 110-111,277.

8. 中沢勇．東京医科歯科大学歯学部歯科補綴学第一講座抄読会：Shcweizer：Oral Rehabilitation 全冊抄読．1960.

9. Schweizer JM. Oral rehabilitation problem cases. St Lous: CV Mosby, 1964：317-346.

10. Posselt U. Physiology of occlusion and rehabilitation. Blackwell, 1966：242-248, 280-306.

11. 中沢勇，ほか．咬合改良法（映画）．口腔病学会総会，1964.

12. Brecker SC. Clinical procedures in occlusal rehabilitation. Philadelphia: WB Saunders, 1966：239-261.

13. 保母須弥也．オーラルリハビリテーション．東京：医歯薬出版，1968：303.

14. Böttger H. Das teleskopsystem in der zahnärztlichen prothetik. Leibzig: JA Barth, 1968：69-74.

15. Singer F, Schön F. Partial dentures. Berlin : Quintessenz, 1970:48-56.

16. 中沢勇．部分床義歯学．京都：永末書店 ,1972：490-506.

17. Körber KH. Konuskrone. Huthig 1983:95-96.

18. Körber E. Die prothetische versorgung des lückengebisses: Behandlung und planung. München Wien：C Hanser, 1987:81,161,252

19. Öwall B, Kayser A, Carlsson G, ed. Dahl B, Olio G. Prosthodontics: Principles and management strategies. London, Baltimore, etc.: Mosby 1996: 193-195.

20. Jørgensen EB. Prosthodontics for the Elderly. Restoration of worn tooth surfaces. Chicago: Quintessence, 1999:130-134.

21. 野首孝祠，五十嵐順正．現代のパーシャルデンチャー．東京：クインテッセンス出版，2008：113,164,168.

22. 五十嵐順正．咬合挙上についての検査，診断，実施法．In：日本顎咬合学会・編著.誰にでもできる咬合採得.東京：ヒョーロンパブリッシャーズ，2009：99-105.

PART 1

失われた咬合高径・咬合平面

咬合崩壊に至る過程

　種々な原因により歯が欠損した症例の欠損補綴治療は，欠損を生じてからの時間的経過がわずかで単純な状況の場合は，いわゆる教科書レベルの術式で治療介入すれば，大方は解決されて，術者による治療効果に差異を生じない．

　一方，欠損の状況が複雑になってくると，症例のほとんどがいわゆるオーラルリハビリテーションというレベルものとなってくる．こうした場合，術者の知識・技量の差異が，治療効果・患者の健康の回復程度に大きく影響を与えることになる．このような歯列欠損が複雑な状況となった場合，歯列欠損患者の検査を行い，診断から治療計画を立案して，治療装置を適用し，機能・審美性を回復することは単純でなく，合理的な対応を図っていくことが求められる．

1-1　咬合崩壊および咬合崩壊寸前の検査から診断へ

　咬合崩壊の検査から診断へのプロセスには，まず欠損補綴の検査・診断に関する必要な知識の整理が必要である．検査から診断へのプロセスは，一般的な病変の進行に対する検査・診断と基本的には同じである．

　術者の眼前に現れた患者の顎口腔系の変化がどのような程度まで進行しているのかを知るには，一般的に知られている「歯の欠損後の顎口腔系の変化」と比較・対照していく．これにはこの一般的変化についての知識が求められる．また，検査・診断を治療に反映させるには，別に欠損補綴の基本原則の確認と，最終治療に先立って行う補綴前処置についての理解が必要である．

1-2　歯の欠損後のタイムテーブル──歯の欠損後の顎口腔系の変化

咬合崩壊までの過程

　歯が失われる原因には，う蝕・歯周病・外傷などがある．歯の欠損によって，歯列・上下顎・顎関節・咀嚼筋にはどのような形態的・機能的な変化が生じるだろうか？

　歯が失われることは，患者にしてみれば，咀嚼・発音・感覚・外観などの諸機能が劣化・消失することである．われわれ歯科医師の側からみれば，歯が失われることは，

①咬合が欠落すること
②歯根膜の消失によって咀嚼時の感覚，つまり圧覚・噛みしめ感が失われること
③歯槽骨が歯ごと失われること
である．

　歯の欠損にともなう経時的な変化・後発症をみてみよう（**図1**）．まず，❶欠損歯の隣在歯・対合歯の位置変化が，移動・傾斜・挺出という状態で出現する．これにともなって，❷欠損歯周辺，その歯列内の隣接接触点の喪失をき

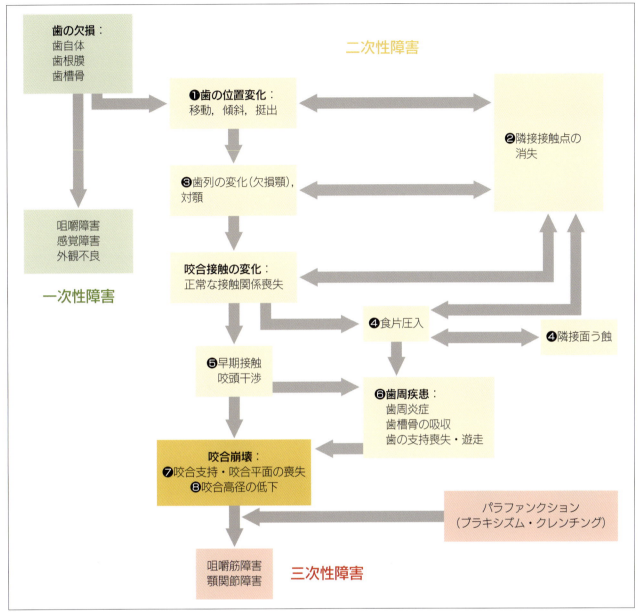

図1　歯の欠損による顎口腔系の変化（藍，五十嵐）.

たす．一方で，❸歯列の近遠心的・頬舌的・上下的な乱れが，欠損顎・対合顎ともに波及する．他方では，❹隣在歯の歯間の隣接面う蝕が生じやすくなる．また，歯間への食片圧入によって歯周炎の危険性が高くなってくる．これらの変化は，歯の喪失後およそ数か月から数年の間に出現する．

　さらに，❺上下歯列による咬合接触は正常な関係を失い，個々の歯の早期接触や咬頭干渉が発生する．そして，❻歯周炎の増悪因子としての咬合圧の不均等な配分を生じて歯周炎が進行し，新たな歯の欠損を生じる引き金と

なる．一方，❼咬合接触関係の乱れは下顎位・咬合位の変化を生じ，結果として咬合平面の乱れ，咬合支持の喪失を認めるようになる．❽結果的に，**咬合高径の低下を生じる**．これらの変化は歯の喪失から数年後に出現する．この状態が咬合崩壊とよばれる．

顎機能障害に至る過程

　こうして歯の欠損という悪循環が進行していくとともに，乱れた咬合位は，咀嚼器官を構成する咀嚼筋・顎関

節への運動上の障害となり，筋・関節の疼痛，雑音，下顎運動抑制などを惹起する可能性がある．この状態が放置されると，顎口腔系の運動を支配する神経筋機構も障害される．とくに，歯の欠損後の形態的な変化に加え，咬合力のバランスが狂ってくるような，異常機能(パラファンクション)をともなうと，最終的には顎機能障害に至る．パラファンクションには，しばしば問題とされるブラキシズムやクレンチングのほかに，不適切な補綴装置が装着されているために，「噛もうと思っても噛めない」など努力して噛んでいるうちに，パラファンクショ

ンとなってしまう場合も多い．

藍ら(1981)は以上の顎口腔系の諸変化を**図1**のように整理し，歯の欠損による後発症の段階を，

①患者側に認知される段階……一次性障害
②歯の欠損が咬合崩壊に至る段階……二次性障害
③さらに顎機能障害に達する段階……三次性障害

という3段階に分け，現象を明らかにしている．欠損補綴治療を行うには，ここに述べた歯の欠損による顎口腔系の変化についての知識が不可欠なものであるといえる．

1-3　咬合崩壊症例への治療介入

前述の二次性障害の最終段階に位置するのが「咬合崩壊」である．この病態が出現するのは多くの場合，**①歯周病に起因する場合**と，**②う蝕と，それにひき続く歯科治療の結果として歯列欠損を生じ，この状態が長期間放置され，咬合にともなう力のバランスが悪く，歯の破折なども加わり，咬合の崩壊が始まる場合**が多い．

咬合崩壊の病態

生じた歯列欠損に適切な治療介入が行われず，歯列が経年変化を遂げると，以下のような症状が出現し，咬合崩壊の病態は進む．

①残存歯の位置変化

欠損部への傾斜，対合歯列の欠損部への挺出，上下顎歯列の乱れなど．

②種々な咬合崩壊

これらの病態が固定化してくると，個々の歯の位置異常に引き続き，**咬合平面の喪失，咬合支持の喪失，咬合高径の低下**などが生じる．

咬合崩壊の回復

多くの場合，種々の補綴装置を適用して欠損補綴治療

を行い，咬合崩壊を回復する．この場合には，正常な生体で営まれている生理的な機能状態を目標として治療・回復が企図される．そこで，生理学的な知識と，それに基づく歯科補綴学的な技術が，術者に求められることとなる．「**知識に基づかない技術は無謀であり，技術を実現できない知識は不要**」なのである．

上記の変化が初期段階で，小さな変化であるうちは臨床的な対応は局所的で困難なものではない．しかし，長期間放置されたのちに対応する場合には，顎・口腔に関する科学的なバックグラウンドを総動員して臨床的な対応にあたることが要求され，欠損補綴治療学・治療法のなかではもっとも困難で高度の知識と技術を要する病態となる．病態が軽度なうちに患者に歯科治療を勧めるのはこのためである．

病的な状態に治療介入して，正常な状態・正常に近い状態にするには，現症がどれくらい正常状態と異なるかを検査・診断して明らかにすることがまず必要である．これには「正常な状態」がどのようなものかを知っておくことが基本的に不可欠である．

CHAPTER 2

全顎的な歯周病，高度う蝕，咬耗患者の補綴治療

全顎的な歯周病で歯がヘミセクションされたり欠損したりする場合，重度なう蝕で歯の欠損が生じている場合，咬耗の場合に，通常の歯冠修復・ブリッジでは，歯周・歯根清掃に困難が生じることが多い．このような場合には可撤性ブリッジを適用すれば，欠損部のポンティックは「自浄性」についての制限はなくなり，サドル型・有床型の設計も可能となって清掃管理に有利で，患者の装着感が向上する．

2-1　全顎的な歯周病にともなう咬合崩壊──その治療のポイント

重度の歯周疾患で歯周炎症が全顎に及んでいる場合には，歯周治療学的に治療計画を立てて，基本的には可能な限り残存歯を保存する方向で治療を行う．さらには最終的な治療後の患者の顎口腔系をイメージしたゴールを目指すことが，当然のことながら重要である．

保存の方法の検討

歯周治療専門医が最終ゴールとしたものが，補綴専門医のそれと異なっている場合もありうるだろうが，最終ゴールはやはり**咬合の再構成という観点から検討すべき**である．歯周疾患の結果として，上下歯列の乱れ，欠損があれば周辺の歯の位置異常・対合歯の挺出などが引き起こされ，それらは咬合の崩壊が始まる一因となる．歯周治療開始の検査の段階で一部の歯の保存を断念し，たとえば，交互抜歯という選択ののちに歯周治療，ついで欠損補綴治療という選択もある．

修復・補綴様式の検討

根分割により歯を保存し，根分岐部病変を治療してその後に補綴的に利用する場合は，欠損補綴治療上，**歯周組織の清潔性保持**の点と，**補綴装置設計**の点から，適用する補綴様式を十分に検討すべきである．そこで，歯周補綴でいわれる術者可撤式ブリッジ（Amsterdam）やテレスコープ可撤ブリッジが適用され，その臨床的価値が重視されることとなる．

最終的な補綴治療計画を見通さず，**残存歯をいたずらに残しても，補綴治療がかえって複雑となる場合もある**ことは考慮すべきである．

清掃性の保持

残存歯周囲の清掃性という観点からは，固定性のブリッジよりも，可撤性ブリッジのほうがすぐれていることは論を待たない．固定性でどんなに「自浄性」のポンティックを設計して，歯間ブラシ・スーパーフロスなどの歯間やポンティック基底部専用の用具を患者に教示して実際に実行されたとしても，プラークコントロールは残念ながら完全とはいえない．このような場合に「**可撤性**」という要素を加えられれば**清掃性は飛躍的に向上する**．さらに，可撤性ブリッジでは将来的な支台歯の喪失に機動的に対応が可能であり，これは固定性ブリッジとの大きな相違点である．

問題は術者の技術と患者の負担であるが，技術は通常獲得できるように術者が努め，費用は患者の立場になっ

て，または術者自身が負担する側に立って柔軟に対応することが望ましいと思う.

上顎全歯11歯を清掃性が高い可撤性ブリッジで連結固定し，33年経過した症例

症例の難易度

　Kennedy 分類　上顎 II 級，下顎 III 級

　Eichner 分類　B1

症例の概要

　患者は初診時49歳. 重度の歯周病で，筆者が昭和大学在職中，歯周治療学の教授により手術を含む高度な歯周治療が行われ，その後の補綴治療を担当した. 1981年2月の段階で，上顎前歯・臼歯は暫間固定されていた. これらの残存歯にコーヌスクローネテレスコープを適用した可撤ブリッジで連結固定して機能回復を行い，33年間経過観察している.

　ここでは動的な治療こそないが，このような症例での経過観察時の管理について触れてみたい.

主訴

　継続治療をしてほしい，現状では症状はない.

既往歴

　1980年頃から昭和大学歯科病院歯周病科で専門医の治療を受け，歯周治療を終了したが，その後，同補綴科でテレスコープ可撤ブリッジによる全顎治療を行い，1983年には終了. その後，継続治療(supporting periodontal therapy)を歯周病科と補綴科で続けている.

現症

　支台歯の動揺はほとんどみられず，プロービングポケットデプスはすべて2 mm 以下である. 歯周治療による的確な管理が長年保たれている. エックス線所見による歯冠／歯根比は必ずしも正常ではなく，骨植が不良ではあるが，動揺は増加していない状態が認められる.

顎堤の状態

　7̲6̲は遊離端欠損ではあるが，対合歯列の下顎が6̲5̲4̲ブリッジとなっていたため，延長・自浄性ポンティック下の顎堤による支持は期待していない. 支台歯が多数あり，咬合支持は十分得られている.

治療計画

　下顎臼歯部はブリッジで補綴される計画であったので，6̲から6̲まで咬合接触を回復する設計とし，遊離端義歯を避けた.

前処置

　広範な歯周治療が完璧に近く実行された.

咬合平面の回復・咬合高径の挙上のポイント

　テレスコープ支台装置を用いた可撤性ブリッジのなかでもこの症例は，これまでで最大支台歯数を記録している症例である. その理由は，歯周治療後の連結固定装置という条件があったことと，「歯列上の設計」という条件にあったからである. 後者は，義歯の構成を単純化し，余計な大連結装置を生じさせず，患者の感覚に配慮する意味で重要である. 妥協しない設計が重要視される所以である.

　ただ，本症例では担当した技工士が通常のコーヌスクローネをモディファイして「パラレルコーヌス」と称し，唇頬側のコーヌス角を0度とした結果，前装に必要なスペースは確保できたかもしれないが，維持力が異様に高く，患者自身ではほとんど撤去できない「可撤性」ブリッジとなってしまった. そのため，当初「可撤性」を条件に付与していた歯間下部鼓形空隙の形態を閉鎖型から自浄型へ変更せざるを得なかった.

　咬合高径は従来の状態にて補綴治療を行った.

症例の経過

　1983年に装着した可撤性ブリッジは33年を経た現在も十分に機能し，支台歯のトラブルもない. 下顎は歯周治療後に7̲-̲4̲および4̲-̲7̲ の固定性ブリッジで，6̲，6̲欠損を補綴したが，2012年現在，4̲7̲が歯根破折で失われ，遊離端ブリッジとなっている.

　日常，患者は義歯を撤去せず口腔清掃を行っているが，支障はない. しかし当初の義歯製作で，可撤性をより十分に付与しておくべきであったと悔やまれる一例である.

　現在，年に2〜3回のインターバルで歯周病科と義歯外来でリコールを行っている(**図1a〜d**).

上顎全歯11歯を可撤ブリッジで連結固定し，33年経過した症例

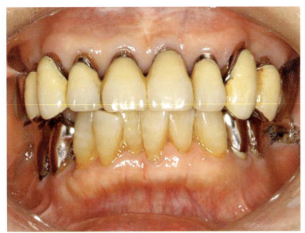

図1a 補綴装置装着後33年．上顎には可撤性ブリッジを装着した．

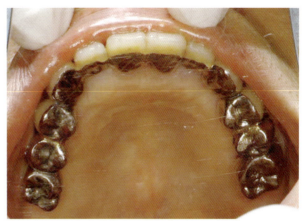

図1b 上顎可撤性ブリッジは歯列上の設計．

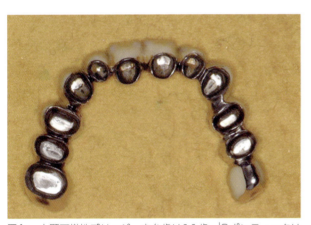

図1c 上顎可撤性ブリッジ，支台歯は11歯．6|ポンティックは自浄型．

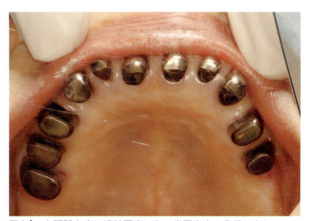

図1d 上顎残存歯は連結固定した．歯周炎症の兆候はなし．

全顎歯周治療後に多隙性中間欠損を生じ，清掃性が高い可撤性ブリッジで補綴した症例

症例の難易度

Kennedy 分類　上顎Ⅲ級2類

Eichner 分類　B3

症例の概要

新潟県上越市在住の62歳女性．多年にわたり歯科治療を受けてきた．上顎には天然歯はなく，すべてクラウンブリッジで修復・補綴されている．もともとう蝕・歯の破折で補綴されたものが，近年歯周病となり，歯周病科よりの紹介で全顎的な補綴治療を望み，来科した．

主訴

前歯の審美性を改善したい．

既往歴

30歳代から部分的な補綴治療を複数の歯科医院で受診，治療してもらった．近年，後方歯の弛緩・動揺が感じられ，近医で全顎的な歯周治療の必要を提示されたが，大学での治療を望み，本学歯周病科へ紹介された．歯周治療後の補綴治療を望み，義歯外来へ紹介された．

現症

残存歯はすべて補綴装置の支台歯で，6以外は失活歯である．残存歯は専門医による歯周治療を受けた後の状態で支台歯の動揺，プロービングポケットデプスはほぼ正常であるが，とくに7は口蓋根が他の根と離開し，根分岐部が露出寸前という状態で，頬側2根のみに分割し

たほうが形態的には単純である（**図2a～f**）．

顎堤の状態

4~6部の上顎欠損は頬側がやや吸収が大きく，有床形態とすべきであると思われる．右側，前歯欠損部はサドルポンティックで十分な回復が可能であると思われる．

治療計画

全顎テレスコープ可撤性ブリッジとする．

検査・診断の結果，咬合高径は現状のままで最終補綴治療を行えると判断した．可撤性ブリッジなので患者により着脱が可能なので，欠損部のポンティックはサドル型および有床型を適用できると考えられた．

前処置

全顎におよぶ歯周前処置を専門医が行い，補綴治療介入時に，残存歯はすべてプロービングポケットデプス2mm程度になり，異常な動揺を示すものもなかった．

咬合平面の回復・咬合高径の挙上のポイント

「義歯は嫌だ」という患者の要望と，口腔内の現症に対応できるのは可撤性ブリッジであることを説明，同意を得た．まず，全顎プロビジョナルレストレーションを用意のうえ，全残存歯を支台歯形成し，予備印象採得を行った．これから個歯トレー，個人トレーを準備し，精密印象を行った．

個々の内冠完成後，トランスファーコーピングを用意し，内冠の位置決め印象を行った．これに先立ち，全顎プロビジョナルレストレーションを前歯部3~3の遠心で一時切断し，プロビジョナルレストレーションを口腔

全顎歯周治療後に多隙性中間欠損を生じ，可撤性ブリッジで補綴した症例

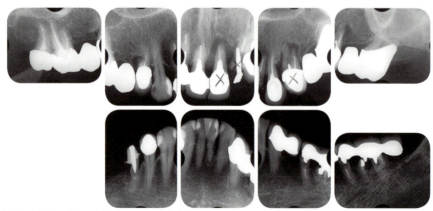

図2a　初診時のエックス線写真．×印は保存不可能と思われる部位．

内へ戻した状態で，内冠を仮着した上顎の咬頭嵌合位の
チェックバイトを採得した．次いで，前歯部へも内冠を
仮着し，レギュラー印象材でチェックバイトの不足分を
補い，安定化させた．こうして正確な咬合採得を行った．

　義歯の設計は，⌊4～6部については有床義歯形態とし，
実質欠損の補綴と⌊7が将来的な喪失の可能性に対応した．
義歯構造は金合金を適用したが，INZOMA ストラク
チャー（ivoclar vivadent）を応用し，可及的に軽量化に
努めた．

　可撤性ブリッジ装着直後の義歯の維持力はやや低かっ
たが，装着1週後には適正な状態となった（**図2g～k**）．
　咬合高径は従来の状態にて補綴治療を行った．

症例の経過

　可撤性ブリッジ装着後，経過を2週後，4週後，以降
1月ごとに観察している．下顎両側の固定性ブリッジの
再治療を引き続き行った．最近では状態が落ち着いたた
め，歯周病科とともに半年に1回の経過観察を装着後4
年実行している．

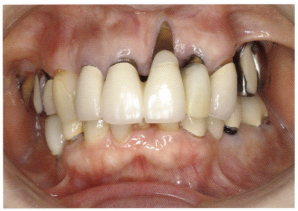

図2b　初診時の口腔内．歯周治療後に歯肉が大きく退縮した部位を認める．

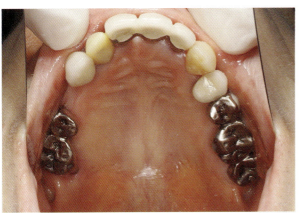

図2c　初診時．上顎は多隙性欠損である．

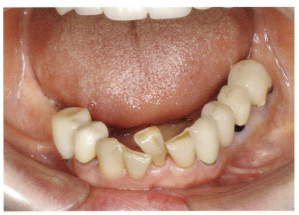

図2d　初診時．下顎には適合不良の修復物がみられる．

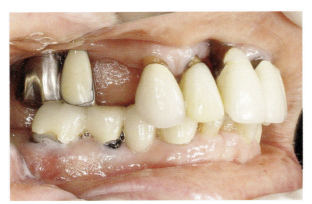

図2e　初診時，右側面．

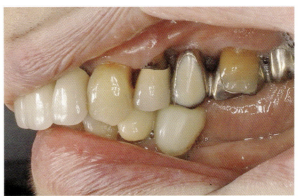

図2f　初診時，左側面．

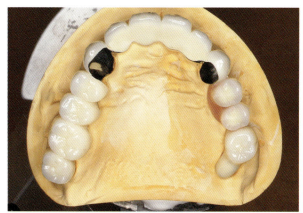

図2g　可撤部が完成．3|3は犬歯誘導確保のため，ファセット（ガイド面）をメタルで回復した．

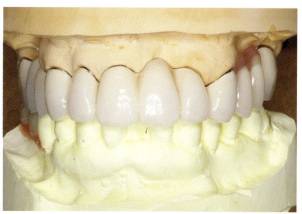

図2h　審美的回復は技工士の技．

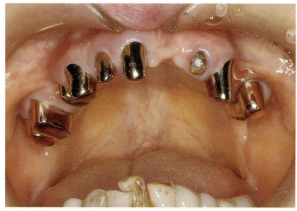

図2i　装着された内冠．

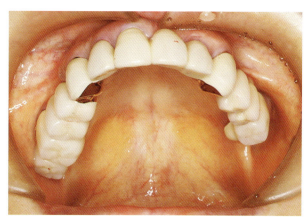

図2j　可撤性ブリッジを装着．

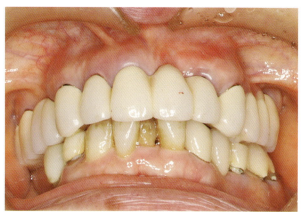

図2k　審美的回復がなされた．現在，装着後4年経過している．

う蝕による咬合崩壊──その治療のポイント

清掃性の保持

　う蝕による咬合崩壊は，近い将来には恐らく消滅する病態であると期待しているが，現状では未だ存在する．これは，①幼少期から蝕傾向が高い　→②青年期にほとんどの天然歯がう蝕となり，歯科治療では歯髄治療・歯冠修復を受ける　→③青年期以降，中年となってから修復装置・補綴装置の適合が不良であるため，二次う蝕・歯冠破折などを生じ，大がかりな再治療を必要とする，といった経過をたどる．

　本来，現在の臨床では固定性のクラウン・ブリッジの適合は20〜30μmのオーダーで再現されているはずのものであり，単独冠などでは40年以上の良好な予後を示すものもある．しかし，築造した歯根の破折，築造体の不適合，クラウンそのものの不適合などにより，二次う蝕が生じ，進行すると脱離の原因となる．この状態は修復・補綴装置の内側でも進行する．

　このような場合，旧修復・補綴装置を除去すると，除去した元の支台歯の中に保存不能のものが見つかり，その欠損を固定性補綴装置で補綴できなくなることがある．

修復・補綴様式の検討

　欠損が生じれば**パーシャルデンチャー**か，**インプラント**かといういわば「二項対立」ではなく，**可撤性ブリッジ**という第三の選択をすることもまた臨床的には有効である．これは数十年という装着予後の成績により証明されている．

幼少期からう蝕活動性が高いまま成人し，永久歯列が崩壊していた患者

症例の難易度

　Kennedy分類　上顎III級4類

　Eichner分類　A1

症例の概要

　患者は1979年当時，21歳の女性．幼少期に祖母に育てられ，汎発性う蝕に悩まされたという．本学の歯科保存科にてほとんどの残存歯の歯髄治療を受け，義歯外来に紹介された．当初，正中口蓋縫合部の拡大後にクラウンブリッジにて治療することも考えられたが，全顎コーヌステレスコープ可撤性ブリッジにて補綴することにし，術後36年を経過するに至った．

主訴

　受け口を直したい（**図3a, b**）．

既往歴

　幼少時同居する祖母に主に保育され，甘味嗜好品をつねに与えられていたという．永久歯列が完成する頃には多くがう蝕となり，さらに642⌋，⌊26および65⌉は思春期には抜去せざるを得なくなっていた．19歳のころに本学歯学部を紹介され，まず歯科保存科にて個々の歯の保存療法を受けた．その2年後，義歯外来へ紹介された．

残存歯（支台歯の動揺，プロービングポケットデプス，エックス線写真，歯冠／歯根比）

　上顎では753⌋，⌊3以外の21⌋，⌊12457は歯髄処置歯，2⌋，⌊2は要抜去歯であった．下顎では85⌋34以外の7321⌋⌊1278は歯髄処置歯である．上顎と下顎アーチの歯列弓寸法にディスクレパンシーがあり，上下のオーバージェットが逆転している．全般的に歯周組織は健全であり，口腔清掃指導を実行してくれればこれ以上のう蝕も生じないと思われる（**図3c, d**）．

顎堤の状態

　多隙性中間欠損部の顎堤の吸収は小さく，サドルは不要で，ポンティックで補綴できる．

治療計画

　下顎は固定性のクラウンブリッジで，上顎は歯列弓の形態を改善するため，可撤性ブリッジを適用し，オーバージェットを正常とし，とくに前歯部の審美性の回復に努めることとした．

幼少期からう蝕活動性が高いまま成人し，永久歯列が崩壊していた患者

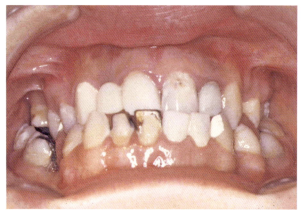

図3a　治療開始時，上下顎に多数の歯髄処置歯が存在する.

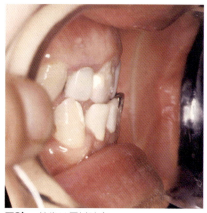

図3b　前歯は反対咬合.

図3c　反対咬合と多隙性欠損を同時に補綴する可撤性ブリッジを選択し，内冠を試適し，7|7 をテンポラリーとして咬合採得を行った.
図3d　位置決め印象後，作業模型上の内冠.

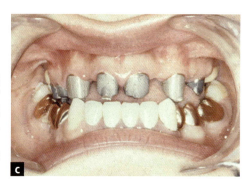

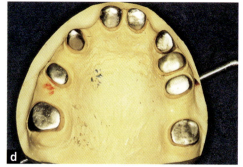

図3e　外冠可撤部は7ピースをロウ着した.
図3f　上顎可撤性ブリッジが完成（1979年）.

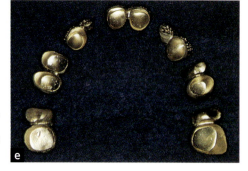

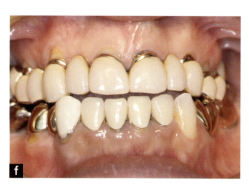

図3g, h　口腔内，内冠の状態（1979年）.

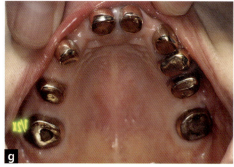

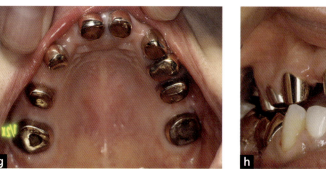

前処置

　現状の咬合状態で，歯髄処置歯のメタルコアによる築造，テンポラリークラウン装着を行った．保存困難と思われた 2|2 は事前に抜歯した．

咬合平面の回復・咬合高径の挙上のポイント

　咬合高径は従来の状態にて補綴治療を行った．

義歯製作のポイント

　7531|13457 の9歯をコーヌス義歯の支台歯とし，個々の内冠に適正形態を付与した．外冠は2歯ずつワンピースとし，後に6か所をロウ着した．6|6 から前方を前装した．下顎は固定性ブリッジと金属焼き付けポーセレン単冠にて補綴した（**図3c〜h**）．

症例の経過

　これらの治療は，術者が32歳で義歯外来の助手の時代に装着したものであり，その後，1993年に昭和大学で上顎可撤性ブリッジの前装を全交換した（**図3k, l**）．その間 7| は歯髄症状を生じて内冠咬合面から抜髄治療を行っている．

　2012年，再び硬質レジン前装を全交換した．可撤性ブリッジは装着後33年となった（**図3m**）．

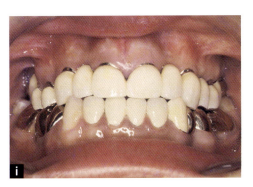
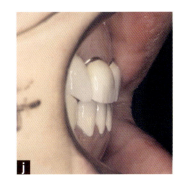

図3i　可撤部の審美性.
図3j　反対咬合も可撤部により改善.

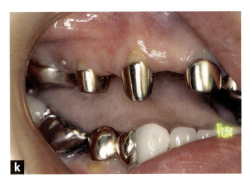
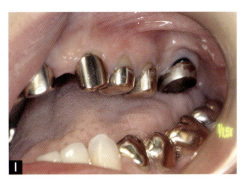

図3k　内冠周囲に歯肉退縮が認められる（1993年）.
図3l　同左側.

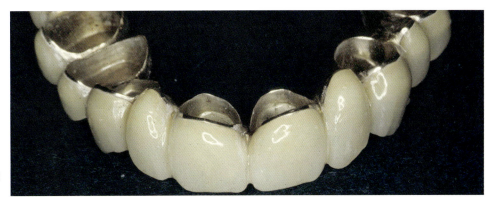

図3m　可撤性ブリッジの状態（2012年）.

2-3 トゥースウェア(咬耗，酸蝕)による咬合崩壊──その治療のポイント

咬耗

咬耗とは，永久歯列が完成してから継時的に自らブラキシズムが生じ，主にグラインディングして上下顎の永久歯列を咬耗させていく．患者が臨床症状を訴えないのならば，顎口腔系の作用点である上下歯列が他の制御系にしたがってアダプテーション(受容)している過程であるということもできる．

図4a〜c は，著明な咬耗症の65歳の男性の口腔内を示すが，インカ人のように咬耗により臼歯部の近遠心幅径が短縮し，第三大臼歯が正常に植立できるという状況がこの男性でも生じている．

歯質の欠損を生じた場合に修復・補綴学的に対応するには，①これ以上の咬耗を抑制させるため，補綴装置の咬合面材料を天然歯より硬度が小さいものを適用し，②平衡咬合(バランスドオクルージョン)を絶対に避け，犬歯誘導を選ぶなどの配慮が必要である．

修復・補綴様式の検討

対天然歯の咬合面材料としてポーセレンがしばしば適用される．しかし，犬歯誘導が仮に現在確保されていても，数年後・10年後・20年後にこれが永続するとは限らない．むしろ人の一生のアンテリアガイダンスの変化と同様で，犬歯誘導は，グループ型誘導(グループファンクション型)へ経年変化し，次いで片側性・両側性の平衡咬合(バランスドオクルージョン)へと変化していく．したがって，咬合面材料として最適なのは審美性に欠けるタイプⅣ金合金なのであるが，審美領域では現状の硬質レジンが安心して対天然歯列用として適用できると臨床経験的に考える．硬質レジンはチッピングなどの破折が生じても補修ができるというメリットもある．

図5a〜w の症例は，ポーセレン上顎フルブリッジによって「見事に」咬耗を生じた症例について示す．咬合面へのポーセレンの適用は十分配慮されねばならない．そ

咬耗

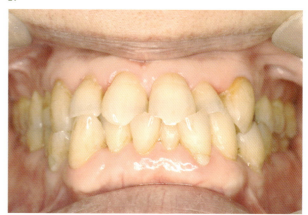

図4a 患者は男性，65歳．高度の咬耗症だが，とくに症状はない．

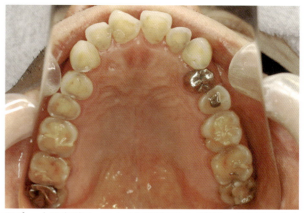

図4b 上顎歯列は，エナメル質がほとんど消失．第三大臼歯まで植立して咬合している．

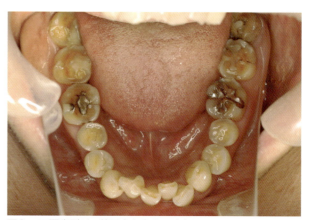

図4c 下顎歯列は，第三大臼歯まで咬合している．

れは，その修復物によって対合する天然歯を損傷する可能性が多分にあるからである．短期的には審美的でも，長期的には医原病の源になりかねないことを臨床医は肝に銘ずべきと臨床経験的に思うしだいである．

全顎的に残存歯が咬耗し，咬合挙上を行った症例

症例の難易度

Kennedy 分類　下顎II級2類

Eichner 分類　B1

症例の概要

患者は68歳，男性．全顎的に残存歯が咬耗している．その原因は，7年前に治療・装着された上顎の咬合面まで前装されたポーセレンフルブリッジとの咬合接触関係にあった．下顎は多隙性の欠損であり，遊離端部も含め，可撤性ブリッジで欠損補綴することになった．

主訴

下顎歯が次第に磨滅する．

既往歴

60歳頃に本学にて上顎多隙性欠損をフルブリッジで欠損補綴してもらった．最近，下顎歯列が磨耗して，しみるようになり，下顎右側の大臼歯も歯周病で失ったため，来科したという．

現症

残存歯は432|23457で，支台歯の動揺はほとんど認めない．プロービングポケットデプスは7|の近心で5 mm であるほかは2〜3 mm で，プロービング時の

全顎的に残存歯が咬耗し，咬合挙上を行った症例

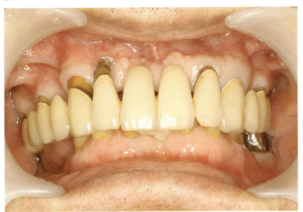

図5a₁　治療前．深い垂直被蓋で，上顎はポーセレンフルブリッジで補綴されている．

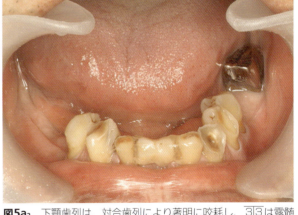

図5a₂　下顎歯列は，対合歯列により著明に咬耗し，3|3は露髄している．

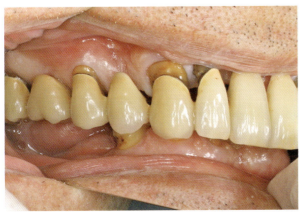

図5b₁　右側面，被蓋が深い．

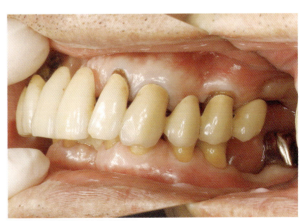

図5b₂　左側面，被蓋が深い．

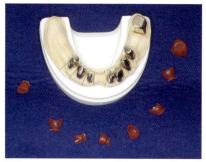

図5c　コーヌスクローネによる可撤性ブリッジ治療のため，内冠の位置決め印象を行う．

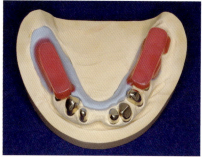

図5d　前歯部のプロビジョナルレストレーションを残し，臼歯部咬合採得を行う．

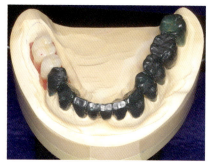

図5e　外冠，可撤部のワックスアップ．

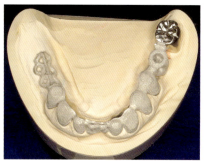

図5f　硬質レジン全面前装を前提に，金合金を使用し，しかも軽量となるよう既成パターン「INZOMA」を応用．

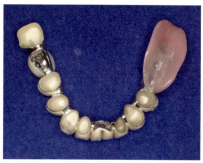

図5g　遊離端部を含む可撤性ブリッジの完成．

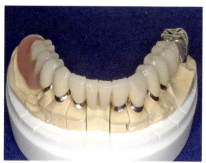

図5h　咬合面は⑦を除き，硬質レジンで回復．

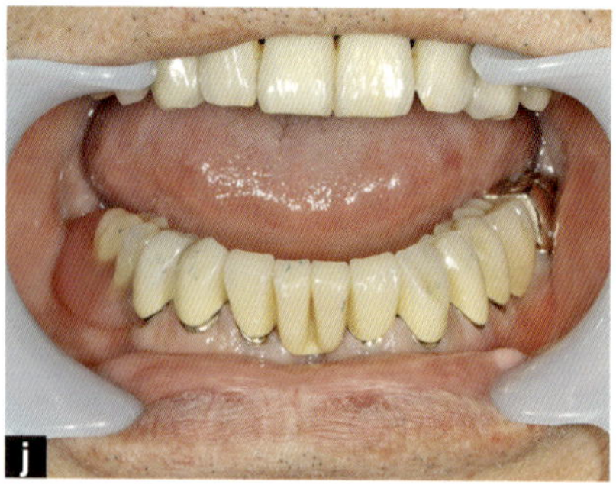

図5i　下顎，内冠が装着されたところ．
図5j　下顎可撤性ブリッジが装着されたところ．

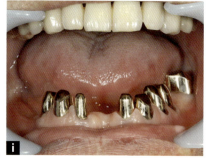

出血は認めない．エックス線診断による歯冠 - 歯根比はおおむね1以下である．残存歯は対合歯との咬合接触により異常に咬耗しており，③|③は露髄している．他も象牙質が露出している状態である．①|①は床用レジン歯が接着されている（**図5a, b**）．

顎堤の状態

　欠損部顎堤は左側中間欠損部では吸収は小さく，一方，右側遊離端欠損部では大きく吸収がみられる．顎堤の圧痛部位はない．

治療計画

　患者は過去に有床義歯の経験者で，舌側に大連結子が

ある通常のパーシャルデンチャーには耐えられないとのことであった．そこで，残存歯すべての支台歯形成を行う条件下で，ほとんどブリッジに近い「可撤性ブリッジ」が適用できることに理解を得て，以下の治療を行うことになった．

前処置

　⑦近心の歯周ポケット除去を目的に，全般的な初期治療を行った．

咬合平面の回復・咬合高径の挙上のポイント

　下顎歯の咬耗により咬合高径が低下していることが認められたため，下顎安静位を基準として支台歯形成時に

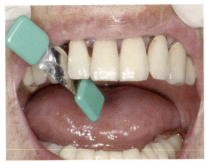

図5k　上顎ポーセレンフルブリッジの破断，$\lfloor$23 間.

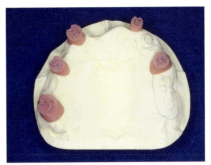

図5l　上顎も下顎同様に，可撤ブリッジで治療することとなった．個歯トレーにより支台歯の印象実施.

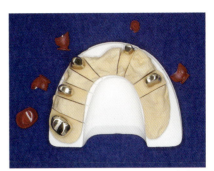

図5m　完成した内冠と位置決め印象用コーピング.

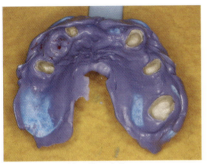

図5n　内冠の位置決め印象.

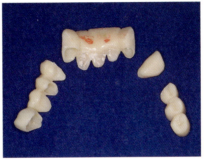

図5o　上顎可撤ブリッジ治療の咬合採得に先立ち，プロビジョナルレストレーションを一時分割.

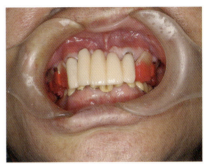

図5p　前歯部で咬合接触を確保し，両側臼歯部咬合採得を正確に実行.

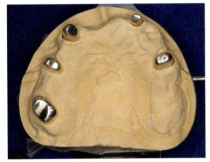

図5q　上顎可撤ブリッジ作業模型上内冠.

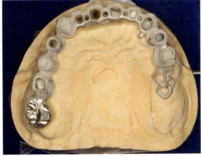

図5r　金合金を使用しながら，軽量化に努めた，INZOMA ストラクチャー適用.

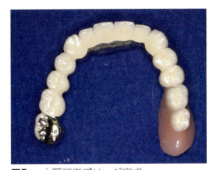

図5s　上顎可撤ブリッジ完成.

図5t　可撤ブリッジ粘膜面，ポンティックはサドル型.
図5u　上下の可撤ブリッジ.

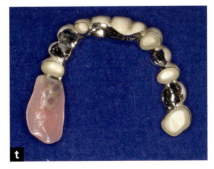

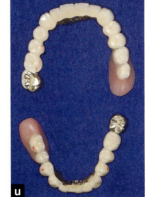

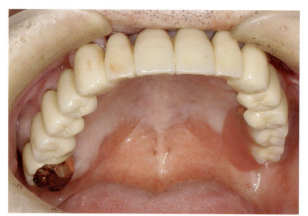

図5v₁　上顎可撤ブリッジ.

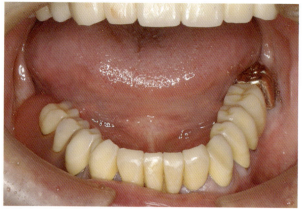

図5v₂　下顎可撤性ブリッジ.

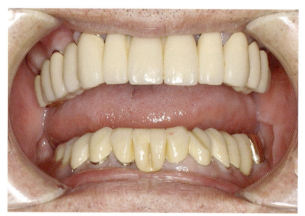

図5w₁　外観の回復も十分行えた.

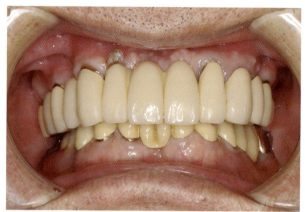

図5w₂　咬頭嵌合位の状態.

咬合高径を経験的に約3 mm 高め，プロビジョナルレストレーションの状態で4週間観察を行った. この下顎位での慣れを確認のうえ，最終補綴治療に移行した.

修復・補綴物設計の要点

　残存歯の4̲3̲2̲|̲2̲3̲4̲5̲7̲すべてを支台歯形成するため，事前に咬合挙上した状態で咬合採得した事前模型上でプロビジョナルレストレーションを製作し，支台歯形成後に各支台歯へ適合した. 支台歯の精密印象採得は個歯トレー法により高い精度で実行した.

　外冠・可撤部製作用の咬合採得は，プロビジョナルレストレーションを一部口腔内に残し，咬合床を用いて正確に行った.

　義歯可撤部の製作には金合金を用いたが，義歯重量の軽減化を図るため，INZOMA ストラクチャー（ivoclar vivadent）を一部用い，くわえて全面前装することにより可撤部の軽減化に努めた（**図5c～j**）.

症例の経過

　支台歯数が多数であるにもかかわらず，高い精度で治療が実行できたため，義歯可撤部の適合は十分で，審美的・機能的な回復も申し分なかった. 経過観察はほぼ3か月ごとに実施しており，その後，上顎フルブリッジの破損が生じたため，上顎も同様の可撤性ブリッジにて補綴することになった（**図5k～w**）.

physiology 1　支台歯と連結固定

個々の動揺を有した支台歯を連結固定するメリットとデメリットは？

歯は歯槽骨に植立しているが，歯と歯槽骨の間には歯根膜が存在する．歯根膜では，組織学的には歯周靭帯が，一方にはセメント質，他方には歯槽骨に付着しており，多くの血管・神経が存在している．また，歯周靭帯には感覚受容器（ルフィニ様終末）が存在し，歯周靭帯が牽引されたときに受容器電位を発生し，歯根膜感覚として脳に伝えられる[1]．歯に力が加わると，歯は回転軸を中心に回転を起こし，歯根膜は圧迫される部分と牽引される部分とが生じ，この牽引された部分の受容器が興奮する（図1）．

歯根膜が存在するために，健全な歯でも0.1 mmの範囲内で動揺する（生理的動揺）．歯周病などが原因で歯槽骨の吸収を起こせば，生理的動揺を超える範囲での動揺が生じる．歯周病による動揺は炎症が原因であるので，動揺を抑えるためには，炎症を抑えることが第1である．つまり，歯周治療による原因除去やプラークコントロールが必要である．

しかし，歯に過剰な力が加わることで歯周組織にダメージを与えるなら，**1本では動揺する歯を他の歯と固定することで，同じ力に対する影響を分散して，1本1本の歯に対する過剰な荷重を抑えることができる**と考えられる．とくに，コーヌスクローネテレスコープデンチャーのように床義歯であれば，床の部分で力を負担（移動量の制限）できるので，動揺歯に対する過剰な荷重を抑えることができると考えられる．

支台歯として歯を残すことのメリットは？

感覚器官としての歯根膜を考えると，咀嚼運動の制御に歯根膜感覚は重要な役割を果たしているので，**動揺歯といえども，歯根膜を保存することの意義は大きい**と考えられる．動物実験からも，歯根膜感覚が咀嚼中に咀嚼力の調節を行うメカニズムが明らかにされている[2, 3]．大脳皮質誘発性の咀嚼様運動中に，上下臼歯間にゴム状の試料を挿入すると，咬筋活動の上昇とともに，咀嚼力が増大する（図2）．この増大効果は歯根膜からの感覚入力を遮断すると減少することが明らかにされており，**歯**

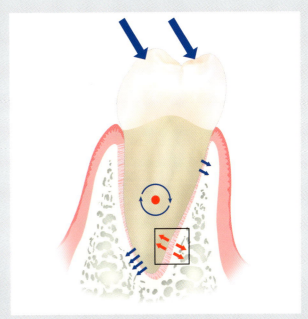

図1　天然歯に加わる側方力は，歯根尖から3分の1付近の回転中心を軸とし，圧迫側（青矢印），非圧迫側（赤矢印）というように，歯根膜・歯槽骨へ伝達される．

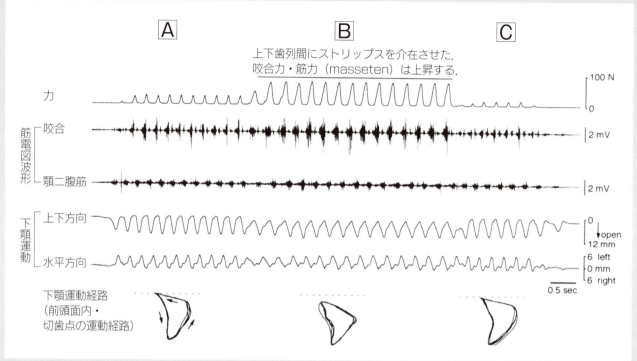

図2　咀嚼運動中に実験的ストリップスを歯列間に介在させた実験（正常被験動物：ウサギ）．

根膜からの情報が咀嚼力を増大することが示されている．

さらに，このような力の調節は閉口筋の筋感覚と協働して行われているので，すべての歯の情報が揃っていなくても，歯根膜からの情報は重要な情報として，脳内で処理されると考えられる．

また歯根膜感覚は，口腔内のどの部分でかんでいるかというような位置の認知にも重要である．ただし，この感覚の精度は低く，どの歯が刺激されているかの詳細は，健全な歯根膜をもつものでも曖昧である．事実，神経活動の記録からも[4]，認知機能を司る大脳皮質では，1つのニューロンが多数歯を支配しているものが多く，弁別の悪さを裏づけるデータが得られている．

支台歯は，どこまで連結固定が許されるか？

前述の感覚機能の点を考慮して，連結固定を行う場合にどれぐらいの範囲の歯を連結することが許容されるのかを考察すると，**1/4顎の範囲までは問題ない**と考えられる．

実験事実はないが，末梢の変化に対応して情報の処理を行える脳の可塑的な変化を考えると，全顎の固定であっても，問題なく対応できる可能性がある．咀嚼力の調節も，咀嚼側の筋感覚が協働して行うことができるので，1/4顎を超えても生理学的な対応は可能であろうと思われる．

参考文献

1. Linden RW, Scott BJ. Distribution of mesencephalic nucleus and tri-geminal ganglion mechanoreceptors in the periodontal ligament of the cat. J Physiol 1989; 10 : 35-44.

2. Morimoto T, Inoue T, Masuda Y, Nagashima T. Sensory components facilitating jaw-closing muscle activities in the rabbit. Exp Brain Res 1989; 76(2) : 424-440.

3. Hidaka O, Morimoto T, Masuda Y, Kato T, Matsuo R, Inoue T, Ko-bayashi M, Takada K. Regulation of masticatory force during cortically induced rhythmic jaw movements in the anesthetized rabbit. J Neuro-physiol 1997; 77(6) : 3168-3179.

4. 刈田啓史郎，田端孝義．歯根膜受容器からの求心性情報の中枢神経投射．神経進歩 1993; 37:760-774.

CHAPTER 3

咬合平面の乱れ
——是正の必要性の診査，基準の求め方

　歯列に欠損が生じると，種々な程度の位置変化が生起することはよく知られている．欠損部へ向かっての隣接歯の傾斜，捻転，対合歯の挺出などが引き続くと，欠損歯列だけでなく対合歯列にも乱れを生じ，本来機能的な正しい咬合平面（咬合湾曲）の乱れを生じることは，CHAPTER 1で示した．この状態で欠損歯列の補綴処置を行う場合には，咬合平面の「部分的な修正」でよいのか，「全顎的な修正」になるのか検討が必要なことがある．この咬合平面の修正を完了した後に，欠損補綴治療を行なうことになる．

3-1　咬合平面の乱れと障害

咬合平面の乱れ

　咬合平面は，上下顎歯列が全体として咬合し，前方・側方・後方などの滑走機能運動を営む際の運動の場，または力点となるところである．そのため咬合平面は，これら機能運動に相応しいように，咬合の経年的育成にともなって形づくられてくる．咬合・咀嚼運動に適合しないような咬合湾曲の形成は，歯列の2大疾患（う蝕・歯周病）やこれらにともなう歯科治療の結果として生じることが大半である．

障害

　小範囲に限局している咬合平面の乱れは，前述の機能運動の障害因子としての影響は小さい．患者からも，歯科医師側からも見過ごされやすく，実際に障害も生じないことが多い．しかしこのような場合でも，当該部位の修復・補綴治療が適応となった場合には，躊躇せず正しい咬合平面を付与するように，咬合関係を設計すべきと思う．

　咬合平面の乱れが上下顎ともにある場合は，障害は下顎滑走運動が円滑でなく，咀嚼中に「ひっかかる」感じがするという患者もおり，さらには顎機能障害を発生する引き金となる場合もある（**図1a～f**）．

咬合平面の乱れで起こった障害

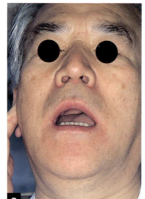
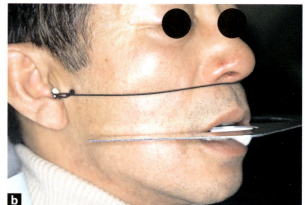

図1a　顎関節症（TMD）患者，右顎関節部に前方運動時に疼痛がある．
図1b　咬合平面はおよそ Camper 平面に平行．これは全部床義歯で有効利用される．

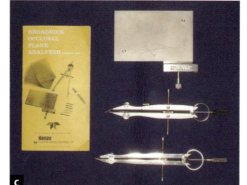
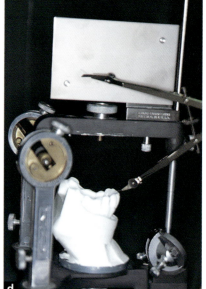

図1c　Broadrick の咬合平面分析装置（HANAU用）．
図1d　Hanau，Denar 咬合器付属の Broadrick の咬合平面診断装置上で，半型約10cm の円弧を用いた．なお日本製の装置「プロアーチオクルーザルプレーンアナライザー」（松風）も発表されている．

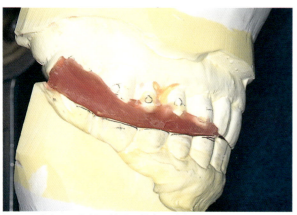
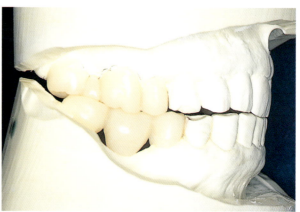

図1e　咬合平面分析の結果，従来の咬合平面は誤りで，ワックスを添加し，より下方に本来の咬合平面が存在することがわかった．

図1f　分析にしたがい，テンポラリークラウンを調製した．

3-2　咬合平面の乱れが一側または小範囲に限局している場合の介入

　咬合平面の乱れが一側または小範囲に限局している場合で，欠損部へ向けた対合歯・歯列の挺出が軽度のものは，咬合面を削合，または，咬合面をアンレーなどで歯冠修復する．一方，高度であれば，歯髄処置後に歯冠修復，さらに高度の場合には抜歯せざるを得ないこともある．また，顎堤ごと挺出している場合には，補綴処置をあきらめざるを得ない場合もある（後述**図2a〜2h**）．

症例1　下顎右側臼歯部の咬合平面の乱れ（図2a〜h）

症例の難易度：軽度

　Kennedy 分類　上顎欠損なし，下顎Ⅲ級

　Eichner 分類　B1

症例の概要

　患者は75歳の男性．欠損の病態としては単なるKennedy 分類Ⅲ級の欠損であるが，欠損にともなう残存歯・対合歯の位置異常が傾斜・挺出となって生じており，これらの症状を是正後，単純な可撤性部分床義歯で欠損補綴を行った．

主訴

　後方歯の欠損のため食べづらい

既往歴

　40歳代に下顎右側大臼歯のう蝕治療をうけ，その後，クラウンで修復してもらったが，60歳代に相次いで歯冠破折し，また6|は歯周炎症も併発し，7| 6|と抜去したという．

現症

　76|以外の残存歯が存在するが，欠損を放置していた期間が長いためか，76|は挺出し，また8|は近心へ傾斜している．8|と7|は下顎前方運動時に大きく干渉している．全般的に歯周組織は健全で，欠損部周辺以外の残存歯はほぼ正常である．

顎堤の状態

　76|の欠損部顎堤の吸収はほとんどなく，7|部は隆起さえしている．被圧変位性は正常である．

治療計画

　76|欠損の補綴に先立ち，76|の挺出と8|の近心傾斜を修正することとした．

前処置

　76|，8|の形態修正のため，全部冠で修復した．76|は下顎とのクリアランスを付与し，8|は近心傾斜を修正するように支台歯形成，全部冠製作を行った．76|欠損は社会保険の範囲で補綴することとなり，小さな中間義歯を受け入れるように，8|の冠に形態付与し，レストシート，頬舌形態を付与した．

義歯設計の要点

　76|欠損の小さな中間義歯の支台歯となる8|は，近心から二腕鉤が設定できるようワックスアップしたため，頬舌側両側に理想的な把持・維持形態を付与できた．また，近心支台歯の5|は既存の全部冠であるが，これもほとんど形態修正なしに把持・維持形態を得た．義歯はCo-Cr 合金を使用し，小さなアンダーカットで適正な維持力を得られるようにした．

症例の経過

　装着直後の床形態の修正もほとんどなく，咬合回復は十分行え，患者の評価も大きかった．

症例1　下顎右側臼歯部の咬合平面の乱れ

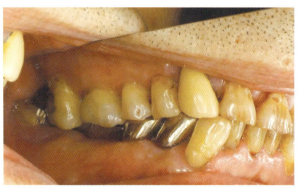

図2a　患者は75歳，男性．主訴は下顎右側欠損による咀嚼困難であるが，咬合平面が部分的に大きく乱れている．7⃞6⃞欠損に過ぎないが，対合歯の挺出が著明である．そのため，欠損補綴の主目的は咬合平面の是正を行うことになる．

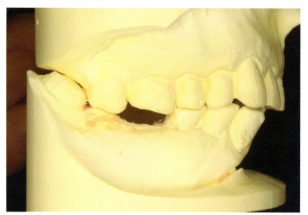

図2b　咬頭嵌合位．研究用模型にすると挺出がよくわかる．7⃞6⃞の挺出を改善する必要がある．

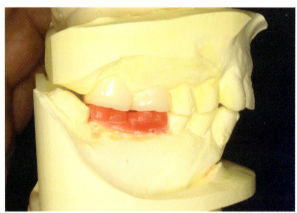

図2c　挺出した上顎大臼歯部を歯冠修復するため，プロビジョナルレストレーションを製作．咬合器上で是正された咬合平面に合わせ，7⃞6⃞の暫間クラウンを調製した．

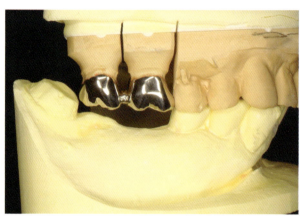

図2d　7⃞6⃞をクラウンとして咬合平面を修正．さらに⃞8は可撤性床義歯の支台歯としてクラウンとした．

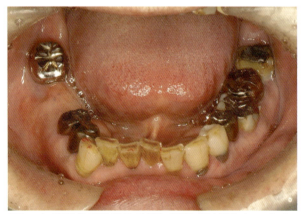

図2e　欠損部は可撤性義歯で補綴．7⃞6⃞欠損は保険ベースのパーシャルデンチャーを調製した．

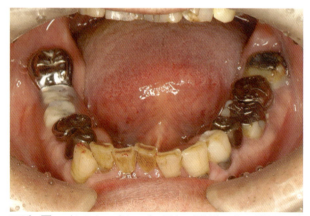

図2f　⃞8　7⃞6⃞クラウンブリッジで挺出・傾斜歯の修正が終了．前処置のクラウン⃞8が装着された．

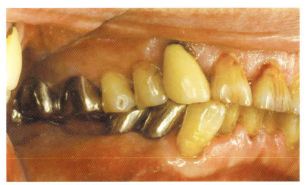

図2g　欠損部は義歯で補綴．⁷⁄₆のパーシャルデンチャーを装着．

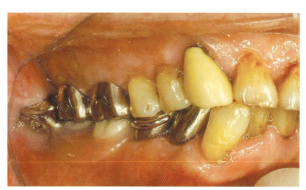

図2h　欠損補綴終了後．**図2a** と比較すると，咬合平面修正の程度がわかる．

3-3　咬合平面の乱れが左右両側の広範囲にみられる場合の介入

Spee の湾曲，Wilson の湾曲

咬合平面は，側面からは **Spee の湾曲**，前方からは **Wilson の湾曲**として，機能的な形態を有している（**図3a〜c**）．この場合，全部床義歯の咬合採得時に適用される「仮想咬合平面は，カンペル（Camper）平面（鼻下点と耳珠点を結んだ面　**図3f**）に平行」という事実を基にして上顎咬合平面の乱れを推察する．上顎が欠損歯列であれば，咬頭嵌合時の下顎の乱れを検査するため，直接にまたは平行模型上での検査が行なえる．

Monson の湾曲

Spee，Wilson の湾曲を包含するものとして **Monson の湾曲**がよく知られている．Monson の湾曲についての仮説をもとに，従来から咬合平面を設定することが行なわれている．ここでその概略を示そう（**図3e**）．

Spee の湾曲を後方へ延長すると，下顎関節頭上部を通過する（**図3d**）．仮に Spee の湾曲が Monson の唱えた半径4インチであれば，前方点として犬歯の尖頭，後方点として第二大臼歯後方，または関節部から，それぞれ4インチ（約10 cm）の円弧を描き，その交点を求めると，元の Spee の湾曲の中心となるはずである．こ

の考えに基づき Broadrick は臨床的な解析法として咬合平面分析法を考案している．現在までに HANAU 咬合器，DENAR 咬合器に適用できる「フラッグ」といわれる付属品があり，上記の分析が行なわれる（後述**図5c〜f**）．これについては症例をとおして後述する．

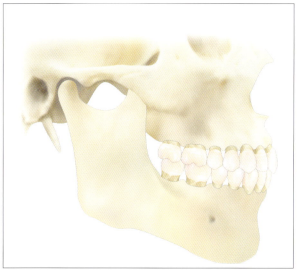

図3a　正常な咬合関係．咬合平面が構成される．

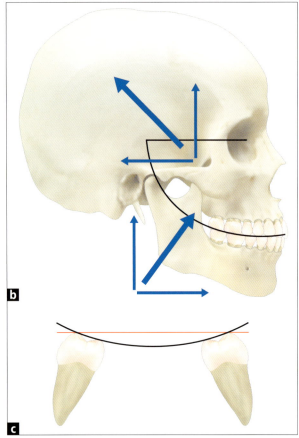

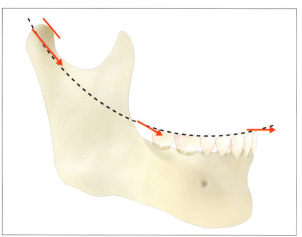

図3d　Spee の湾曲は，犬歯尖頭，臼歯部咬合面，顎関節頭を通過するほぼ4インチの湾曲上にあるとされる．＊Dawson より．

図3b, c　矢状面内の Spee の湾曲（**b**）と前頭面内の Wilson 湾曲（**c**）．＊Schumacher より．

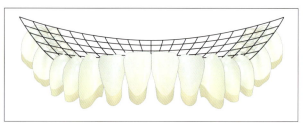

図3e　前歯部，臼歯部の連続した Monson の湾曲（平面）．＊Dawson より．

図3f　咬合平面は Camper 平面と平行とされる全部床義歯で実用されている．

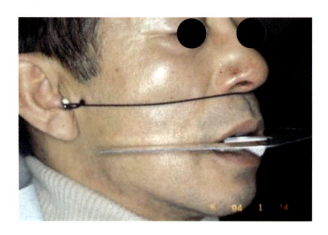

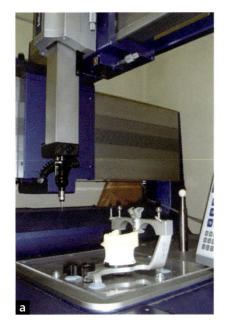

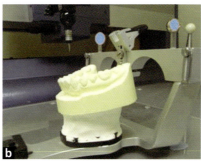

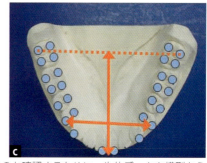

図4a 日本人の咬合湾曲値は4インチでよいのか確認するために，生体データを模型から測定した．咬合湾曲測定には三次元測定機を用いた．手順は，①被験者の上下顎印象採得により測定用石膏模型を得る．② Denar Mark 2 system（Guichet, 1979）により上下模型咬合器装着．③咬合器下部を三次元測定器（QM-Measure 353, Mitutoyo）へ固定．④計測点を測定し，座標化する．
図4b, c 歯列上の咬頭頂28点から最小二乗法で，歯列湾曲の中心点を求める（加賀谷）．

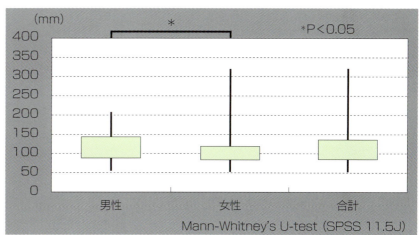

図4d 天然歯列をもつ日本人59名（男性42名，女性37名．平均年齢25.6歳）のMonson の湾曲の半径値．日本人男性のMonson の湾曲は4インチ（10 cm）より大きく，ほぼ11 cm となった．

なお，これまで，平均的な Monson の湾曲は4インチ（＝101.6 mm）といわれてきたが，これは米国の白人を対象としたものであり，五十嵐教室での加賀谷による日本人60名ほどを対象とした測定で，**女性は100 mm，男性はおよそ110 mm** となった．（**図4a〜d**）．

咬合平面を修正するには，多くの症例で咬合挙上が必要になる．**正しい咬合平面の付与を実行するには，咬合高径を挙上しなければ実施できない**．咬合挙上については CHAPTER 4で詳しく述べたい．

症例2　咬合平面の是正（図5a～k）

症例の難易度：高難度

　　Kennedy 分類　上顎 IV 級，下顎 I 級

　　Eichner 分類　B3

患者　60歳，男性

症例の概要

　5年ほど前に地元の歯科医院で全顎テレスコープ義歯による治療を受けた．治療終了後，短期間で義歯の破損，支台歯の破折，支台装置の破損などが生じ，同医院で対応してもらっていた．最近，上顎義歯が破断し，同医院では修理ができないといわれ，紹介され，来院した．現在，破折した一部のみを装着している．上下顎とも完全に治療してほしいとのことであった．

主訴　咀嚼しづらい．

既往歴

　5年前に装着された上顎テレスコープ義歯と下顎金属床義歯により，前後的にほとんどすれ違い状態の上下顎を補綴してある．上下義歯とも不調で数年前から支台歯が一部失われ，義歯も破損したが，修理できないとのことで紹介され，大学病院へ来院した．全身的には問題ないが，現在咀嚼が困難であるという．

現症

　上下顎の咬合接触状態はほとんど Eichner 分類 C1に近い B4で，上顎は前方欠損，下顎は後方遊離端欠損である．上顎はダブルクラウンを支台装置とする可撤性ブリッジで支台歯 654|3456 であったものが，現在 4|4 は歯根のみ残されて脱離している．可撤性ブリッジは |3 と |4 間で破断している．これは患者によれば最近突然生じたとのことである．下顎は 76|4567 欠損の遊離端欠損であり，金属床遊離端義歯でいわゆるフローティング型（緩圧型）の設計で補綴されている．上下義歯を装着した状態の咬合湾曲は非常に強く，上顎臼歯部の挺出を放置したまま，上下補綴治療を行った痕跡が認められる．

残存歯の状態

　上顎残存歯はすべて根管治療ずみで，歯周組織はほぼ健康である．4| は保存不可能，|4 は再根管治療後に支台歯として利用できる．

顎堤の状態

　上顎前方欠損部の顎堤，下顎両側臼歯部の顎堤とも被圧変位性は正常で，上顎は幅・高さとも十分，下顎は高さはないが，幅は十分ある．

治療計画

①まず，上下の人工歯列により構成される現状の**咬合平面（湾曲）が患者固有の顔貌に適合しているか否か**を診断．適合していなければ咬合平面を修正する．

②咬合接触が前後的なすれ違い状態であり，的確な咬合接触を構成するには上下顎ともリジッドサポート義歯としなければならないため，残存歯すべてを支台歯とするテレスコープ可撤性ブリッジ（上顎）と，テレスコープ遊離端義歯（下顎）により，咬合を回復する．

③　②を実現するため，①の咬合平面検査ののち，プロビジョナルレストレーションを設計，適用する．

咬合平面の回復・咬合高径の挙上のポイント

　咬合湾曲（平面）検査の結果，補綴装置で構成されている強い湾曲は患者固有の顔貌に適合せず，修正することにした．咬合平面の修正には咬合挙上をともなうこととなったため（**図5a～k**），**咬合挙上スプリントを設計・製作し，装着後5 mm 咬合挙上したところで安定を見極め**，下顎前方部を支台歯形成し，プロビジョナルレストレーションとした．そこへ咬合挙上床を一部削合し適合，さらに安定をみた．ついで，上顎・下顎の最終補綴に移行した．

義歯設計の要点

　65|3456 を支台歯とするテレスコープ有床ブリッジ．下顎は 321|123 を支台歯とする両側性遊離端義歯で補綴する．

　下顎6歯のプロビジョナルレストレーションは連結冠とし，咬合挙上スプリントに慣れた装着6週目に，形成，装着し，スプリントを修正した．

　支台歯がすべて無髄歯であったことから，いわゆるレジンテレスコープの形態の可撤性プロビジョナルレストレーションを製作し，支台歯形成後の上顎各支台歯へ常温重合レジンを用いて適合させた．

　内冠の支台歯の印象採得，内冠の位置決めの印象採得，咬合採得，などは通法によった．

　義歯構造を軽量化する目的で使用金属は純チタンを使

症例2 咬合平面の是正

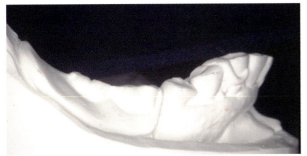
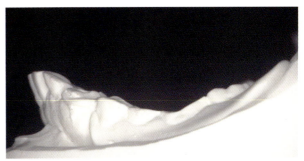

図5a 咬合平面分析のため HANAU 咬合器に装着された下顎模型，強い咬合湾曲が特徴的である.

図5b 同左側

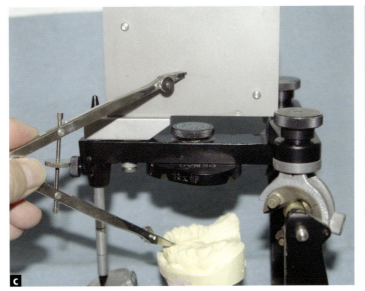
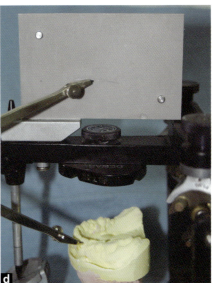

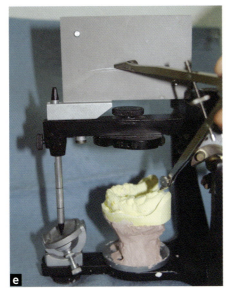
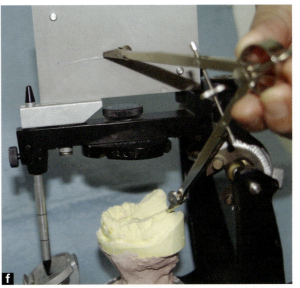

図5c〜f Broadrick の装置「フラッグ」（HANAU，モリタ）で咬合平面分析を行った（写真は説明用の別症例）．咬合平面・咬合高径を変更する治療は，本装置などを使用した咬合平面・咬合高径の検査の後に実施されるものである．半調節咬合器の保有とその的確な運用がなければ，本症例のような治療は不可能である.

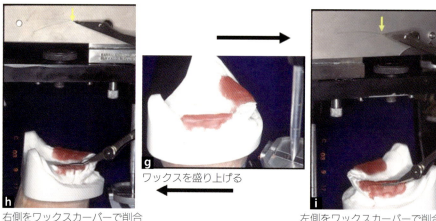

図5g〜i　模型の左右臼歯部にパラフィンワックスを盛り上げ，理想的な湾曲に沿ってワックスカーバー（付属）で咬合面を求める．Monson 湾曲の中心は **g〜i** のように左右それぞれ求めた．前方参考点は $\overline{3|3}$ 尖頭，後方参考点は咬合器関節頭部左右とした．挙上量は，左右側とも同一で5mm とした．

ワックスを盛り上げる

右側をワックスカーバーで削合

左側をワックスカーバーで削合

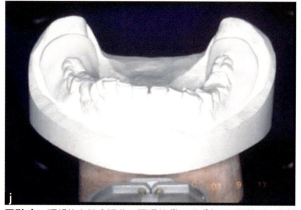

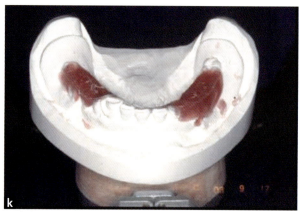

図5j, k　理想的な咬合湾曲の再現前（**j**）・後（**k**）の下顎模型の比較．**k** では，左右の調和のとれた咬合面がワックス上に再現された．

用した．

症例の経過

　本症例は治療期間が半年かかり，この間，**咬合平面分析・修正，咬合挙上**ののちに，暫間補綴，最終補綴と行っ

てきた．義歯はほとんど動揺せず，患者の満足は大きかった．その後，定期検診で経過を追っている．現状，装着後13年経過している．

3-4　## 咀嚼中枢での障害が咬合咀嚼に影響する場合

　日常臨床ではきわめてまれな病態の患者だが，咀嚼の中枢である脳内に問題を生じて，咬合・咀嚼機能不全をきたす場合がある．咬合・咀嚼は，健全な中枢神経系と末梢の効果器である顎口腔系の調和がとれていて初めて構成・実行されるものであり，健康な個体であれば何の

齟齬もなく行われるものである．中枢に問題を生じ，その表れとして咬合・咀嚼障害をきたした患者については，症状の発生機序を検査・同定し，歯科医学的な対応ができる範囲で治療を行うことになる．

physiology 2 | TMD と咬合平面

咬合平面が顔面形態・顎形態に合っていないと TMD が生じやすいか？

　一般的に TMD の発症メカニズムは，多因子にわたると考えられており[1]，咬合平面の異常などはそのうちの1つになると考えられるが，必ずしも主要な要因ではないと考えられる.

　ただし，**咬合平面の異常から，左右の歯列に対する荷重の不調和がみられると，顎関節形態に影響を及ぼす可**能性がある．いくつかの動物実験でも，咬合に変化を与えると顎関節形態に変化を及ぼすことが示されている．たとえば，ウサギを用いた研究で，片側にゴムをかけて，左右の荷重の不調和を実験的に付与すると，左右の顎関節形態にそれぞれ別の変形が生じる[2]．人でも外科的矯正治療により，咬合状態が大きく変化すると，顎関節形態に影響を及ぼすことは示されている[3]．しかし，**このような顎関節形態の変化が直接的に TMD の発症につながるかは不明**である.

参考文献

1. 顎機能障害の診療ガイドライン. In：歯科医療領域3疾患の診療ガイドライン. 日本歯科補綴学会，2002.
2. Imai H, Sakamoto I, Yoda T, Yamashita Y. A model for internal derangement and osteoarthritis of the temporomandibular joint with experimental traction of the mandibular ramus in rabbit. Oral Dis 2001; 7 : 185-191.
3. Enami K, Yamada K, Kageyama T, Taguchi A. Morphological changes in the temporomandibular joint before and after sagittal splitting ramus osteotomy of the mandible for skeletal mandibular protrusion. Cranio 2013; 31(2) : 123-132.

physiology 3　咬合の不均衡の許容

患者個々で青年期から老年期までつくられた咬合が不均衡の（合っていない）状態でも，adaptation（許容）してしまうのか？

長年の咬合平面や咬合の不均衡があった場合，生体は**adaptation** すると考えてよいと思う．口腔機能，とくに，咀嚼機能を維持することは栄養補給という点で生命のために必要であるので，不均衡が生じても，咀嚼機能を最低限守るように変化する．

まずその変化は，**末梢の形態や筋組成などの変化**が挙げられる[1,2]．前ページの **physiology 2** のように，顎関節形態や下顎骨形態に変化が認められることは動物実験で明らかにされており，このような変化が機能の維持にはたらいている可能性が高い．

さらに，**運動を制御するなどの，中枢神経系の可塑的な変化も起こっている**と考えられる．末梢からの感覚入力が変化すると，それに対応するように，中枢では受容野が変化したり，反応性が変化したりする[3]．このような，中枢での変化が，その感覚を元にした運動制御を変化させることは想像に難くない．

逆に，治療後の環境にも対応することができて，その環境に合わせた機能の adaptation は行われるであろう．ちなみに，形態の adaptation に要する時間に比べて，脳の可塑的な変化のほうが短時間で起こることは明らかである．

参考文献

1. Rowe TK, Carlson DS. The effect of bite-opening appliance on mandibular rotational growth and remodeling in the rhesus monkey (Macaca mulatta). Am J Orthod Dentofac Orthop 1990; 98 : 544-549.

2. Ohnuki Y, Saeki Y, Yamane A, Kawasaki K, Yanagisawa K. Adaptation of guinea-pig superficial masseter muscle to an increase in occlusal vertical dimension. Arch Oral Biol 1999; 44 : 329-335.

3. Masuda Y, Tachibana Y, Inoue T, Iwata K, Morimoto T. Influence of oro-facial sensory input on the output of the cortical masticatory area in the anesthetized rabbit. Exp Brain Res 2002; 146(4) : 501-510.

PART 2

咬合挙上の
フローと臨床

CHAPTER 4

咬合高径の挙上
──検査と治療のフロー

　咬合挙上の診断としては，まず患者の顔貌の精査が挙げられる．顔貌を正面・側面からみて患者の意見もきく．これらにより，明らかに咬合高径の減少が疑われた場合には咬合挙上量を決定する．この場合も，顔貌による判断，Eラインによる評価（後述）などを，患者に手鏡を見せながら行なうのが実際的である．

　常識的には咬合挙上量は，下顎安静位から咬頭嵌合位へ至る2〜3 mmの範囲といわれているが，研究によれば下顎安静位そのものにも大きな幅がある．そこで，生体の適応性を利用して，生理学的根拠に基づく方法にて挙上量を決めることが成功の秘訣であると思われる．

4-1	咬合高径の挙上は全顎的に

　欠損を放置した結果，対合歯・歯列が挺出して，咬合平面が乱れることはまれではない．また，残存歯列が広範囲に咬耗した結果，咬合高径が低下し，顔貌にまで影響することも時にみられる．歯質・歯列が欠損する原因には，う蝕・歯周病があげられるが，咬耗により二次的に咬合高径が低下する場合（う蝕・歯周病・治療により後天的に低位咬合となった場合）は，ブラキシズムに起因することが多い．＊参考：「一次的」に咬合高径が低下する場合とは，歯の萌出不全などで先天的に低位咬合，および低位咬合のクラウンなどの場合

　臨床では，対合歯間にスペースがない場合，Kennedy I級（両側遊離端欠損）で上下顎の前歯が噛みこんで，いわゆるフレアアウトしている場合などに，臼歯部の義歯の咬合を挙上して，前歯部をリリーフ（開放）してやろうという試みが行なわれることがある．短期間的には一応奏功したようにみえるが，「義歯で咬合挙上」というのは長期的には成功しないものである．もし行うのであれば，残存歯すべてに及ぶスプリント状の義歯をまず設計しなければならない．最終的には残存歯部も挙上するのだが，この場合にしばしば行われるアンレーレスト（支台歯の咬合面を広く覆うようなアンレー型の咬合面レストが用いられることがあり，アンレーレストともよばれる．支台歯が傾斜している場合や，低位にある場合に咬合接触を与え，咬合面を回復しようとするときに用いられる．＊藍稔・五十嵐順正ら．スタンダード部分床義歯補綴学．学建書院，2010より引用）や連続切縁レスト（五十嵐順正．パーシャルデンチャー成功のための設計3原則　動かない　汚さない　壊れない．東京：クインテッセンス出版，2015．症例58　術前の下顎義歯 Fig 5を参照）のような単純な可撤性装置では，ほとんどうまくいかない．審美的にも装着感からも患者からは受け入れがたいもののようである．つまり，咬合挙上する場合には，的確な診断のうえ，全顎的修復・補綴になることを覚悟・承知しておかないと，後で収拾がつかないことになる．

4-2　咬合挙上の検査のフロー

咬合挙上の検査（顔貌を計測）

　診察時点の咬頭嵌合位と下顎安静位，さらに術者からみて適正と思われる口唇閉鎖状態での開口位で，**瞳孔から口裂までの距離，鼻下点・オトガイ底間の距離**を計測する．これには坪根式バイトゲージ（YDM）が有効である．

　顔貌の正常・異常というのは，一般的にはきわめて主観的で，個々人で判断されものであり，**一概に規定することはできない**．しかし，咬合が関与する咬合高径の低下による顔貌の変化は，**顔面高，すなわち下顔面高さの低下**という現象で生じ，術者が感じるだけではなく，患者自身の主観評価からもわかる．

　よく知られているように，全部床義歯の対象となる無歯顎補綴では，顔貌計測値（**図1**）を用いる．つまり，「瞳孔から口裂までの距離（**図1**　a_1）と，鼻下点からオトガイ底までの距離（**図1**　a_2）が等しい」という根拠から，咬合高径決定の一助としている（Willis 法）．専用の器具として Willis のバイトゲージ，坪根式バイトゲージがあり，広く臨床で用いられている．

　臼歯部咬合支持が欠如して，顔面高が低下するといわゆる「老人性顔貌」を呈するようになり，これはレオナルド・ダヴィンチの絵にも示されている（**図2a, b**）．

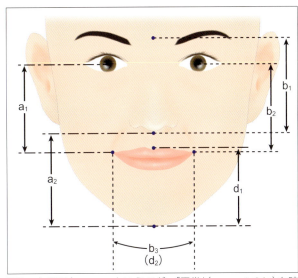

図1　左の図中 $a_1 = a_2$ というのが，「正常」（acceptable）な咬合高径によって得られる関係である．＊林ほか．全部床義歯補綴学，東京：医歯薬出版 1994:159より引用・改変．

　無歯顎患者のみならず，臼歯部咬合支持を欠く歯列欠損患者では，顔面高の低下を生じ，自然な顔貌が損なわれることがある．これを回復することが欠損補綴治療の大きな目的である．

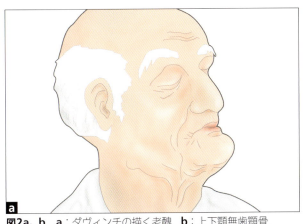

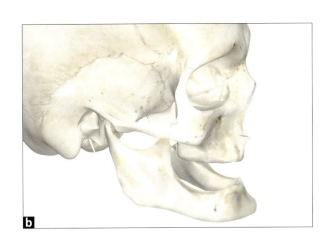

図2a, b　**a**：ダヴィンチの描く老醜．**b**：上下顎無歯顎骨．

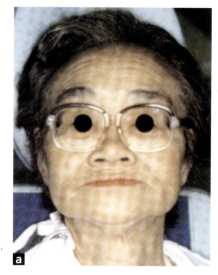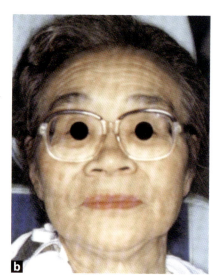

図3a，b　a: 義歯補綴前．**b**：義歯補綴後．
＊野首，五十嵐. 現代のパーシャルデンチャー．
東京：クインテッセンス出版，2000：25.

　図3a，b は臼歯部咬合支持を欠く患者の，補綴治療前・後の顔貌を記録したものである．臼歯部咬合支持を欠損していない場合でも，高度の咬耗などにより臼歯部咬合支持が損なわれた場合には，欠損したときと同様の顔貌を呈することがある

　図4a，b は咬合挙上した患者の挙上前・後の側貌を比較したものであるが，いわゆる E-line が挙上後に改善され，見た目も向上していることがわかる．

　以上に示したように，「**顔面高を規定する咬合高径が正常か否か評価する**」ことが重要である．

　また，計測の傍証として各下顎位を患者にとらせたときのセファロ写真を撮影する場合もある．

　次項**4-3**のように**咬合高径を仮に設定し，患者の反応を見ながら検査，**しだいに**最終設定状態に迫る**．

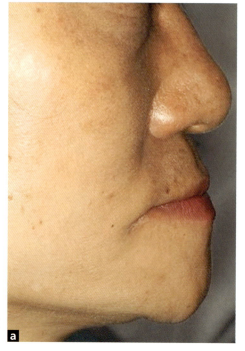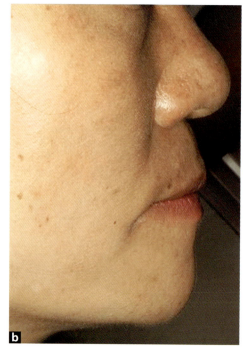

図4a，b　患者の咬合挙上前
（**a**）・後（**b**）の側貌を比較．

表1　異常な顔貌・正常な顔貌の所見.

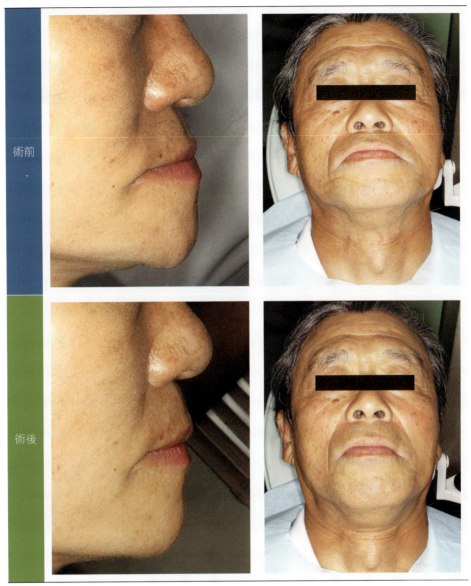

咬合挙上量の推定

　咬合挙上量の臨床的な基準は「顔貌が正常となること」（**表1**）と，「治療装置を設定するスペースを確保できること」の2因子により検討される．患者の下顎位・咬合高径は，幼少期から形成され，青年期に完成し，後年，疾患により失われ（**図2～4**），現在の咬合高径の低位状態（低位咬合）を呈するようになるのであるから，患者のライフステージのいつの時点を参考とするか検討する．また，現時点でいくつかの咬合高径を鏡の前で患者にとらせて，患者とともに検討・推定する．

　さらに，最終的な治療・補綴装置を設定でき，適正な咬合平面の回復（CHAPTER 3参照）を行えるスペースを確保することも重要である．

4-3　**咬合挙上の治療のフロー**

病因の推定

　う蝕傾向の強い患者では，幼少時から断続的な治療が行われる．それらの集積により，多様な修復，クラウン・ブリッジ治療などがほとんどの歯に存在する．これらの歯は，各々の治療が行われた時点での咬合関係で修復された結果，「挺出した対合歯にその都度合わせて咬合を付与した，咬合平面が波打つような，ジェットコースターの走行路のような状態」となっていることがある．

　これは全顎的な歯周疾患の患者でも同様で，歯周炎にともなう残存歯の弛緩・遊走が認められた症例では，正常歯列から逸脱した部位に歯列の一部があることもある．

　ブラキシズムの強い患者では，残存歯列は概して歯周疾患には抵抗性があるので，歯列の遊走のような水平的な乱れは小さく，上下的な乱れ，咬耗による歯の実質欠損の存在が問題となる．

暫定的な咬合高径の付与

　検査の結果，種々の原因により咬合高径が低下していると患者が診断されたら，つぎに現症をどのように治療するかを検討する．

　暫定的な咬合高径は，**可撤性の「咬合挙上スプリント」（有床部を含む）・「咬合挙上スプリント」（有床部なし，有歯列上）を患者へ装着し，患者の反応を見ながら挙上量をプラスアルファする方法**である．その共通の治療のフローを示す．

①想定される暫定咬合高径の設定

　現状の咬合高径，下顎安静位，安静空隙量を参考とするが，**「患者の顔貌計測値」・「最終補綴装置の設定スペース」**の双方を重視する．

②咬合器への模型装着

　上下顎の平行模型を半調節性咬合器に咬頭嵌合位で装着する．模型はアルジネート印象によるものでよい．バイトはマッシュバイト（咬頭嵌合位での咬合採得時の位置

を記録すること）を採取し，上顎はフェイスボウによりマウントする．

③咬合高径挙上量の設定

　①により暫定的な咬合挙上量を咬合器上で設定する．咬合器のインサイザルピンを延長させ，規定する．この際，臨床的には**「想定量」プラスアルファ**を当初付与する．たとえば，最終的に5mm挙上したい場合，5mmに＋2mmで7mm程度とする．ついで，経過をみて5mmへと削合・調整していく．**この臨床技法は咬合高径についての生理学的考察によっても裏づけられている（physiology 5参照）**．

　具体的には咬合器上で設定された咬合関係で，上顎または下顎に**可撤性の咬合挙上スプリント**を製作する．これにはいわゆるふりかけ法（sprinkling method：床矯正装置の製作法）で，歯科矯正治療用のアクリリックレジンを用いる．また，床用透明レジンを加熱重合法で製作する方法もある．

　可撤性の咬合挙上スプリントは，上下顎どちらに適用してもよいが，歯列に欠損部があればその部分は有床型とするので，欠損部があればそちらを優先して咬合挙上スプリントを適用する．

可撤性の咬合挙上スプリントの経時的調整例

　以下に，継時的な調整と臨床検査例を示す．

仮に5mmの挙上を必要とした場合（上顎例）

【0日目】

　5mmに＋2mm（7mm）で患者の上顎に装着．患者には咬合挙上スプリントの装着・撤去法を教示する．もし顎関節痛・咀嚼筋痛・頭痛・不快感などが感じられたら，即座に装着を停止することを患者へ周知する．食事のときは撤去，夜間睡眠中は装着を指示．

【3日目】

　患者の症状の有無をきく．咬合挙上量を全咬合接触点で均等に0.5mm程度削合する．挙上量6.5mmとなる．

【7日目】

患者の症状の有無をきく．装着感をきく，必要あれば調整．全咬合接触点で均等に咬合挙上量を0.5 mm程度削合する．挙上量6.0 mmとなる．

【14日目】

患者の症状の有無をきく．装着感をきく，必要あれば調整．全咬合接触点で均等に咬合挙上量を0.5 mm程度削合する．挙上量5.5 mmとなる．

【21日目】

患者の症状の有無をきく．装着感をきく，必要あれば調整．全咬合接触点で均等に咬合挙上量を0.5 mm程度削合する．挙上量5.0 mmとなる．

【28日目】

患者の症状の有無をきき，問題がないことを確認．挙上量5.0 mmとなる．そして，さらに経過をみる．症例にもよるが，継時的に確認したうえで，つぎの段階へと移行する．

【35日目】

プロビジョナルレストレーションで経過観察．顎関

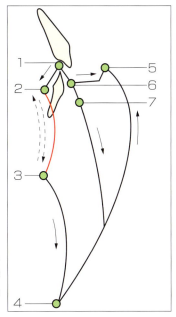

図5 Posselt 図形．2←→3の間で「蝶番運動」が行われる．この部分で咬合高径の調整・設定を行う．

節・咀嚼筋に異常がないか確認．それから**25〜85日（咬合挙上スプリントを装着し始めてから2〜4か月後まで）経過観察して異常がないことが，その咬合高径が正しいと判断する決め手になる**と考えてよい（**表2**）．

【2〜4か月後（60〜120日後）】

最終補綴開始．

なお，**咬合挙上量は，Posselt 図形（図5）に示される「後方蝶番軸」**（hinge axis），**「蝶番運動」**（hinge movement：英，Schanierbewebung：独）の図中2〜3の範囲内で，最大でおよそ20 mm，一般的には最大で5〜7 mm程度が常識的な値であろう．筆者の経験では特殊な症例で10 mm程度咬合挙上した症例もある．

表2 咬合高径が適正と判断する決め手．

患者の顔面高が適正	■患者の顔面高に，術者も患者も納得できるか？
患者の愁訴がない	■自発痛がない ■食事中に運動痛がない
客観的な検査で異常がない	■咀嚼筋に自発痛や，触診による圧痛がない ■自発的な顎関節の運動がスムースで，関節音がない ■開口量が正常である

point

- ■咬合高径が適正との判断基準が得られるようになる期間は，患者によって異なる．
- ■術者としては常に保守的な姿勢で，いつでも咬合挙上を以前の状態に戻せる態勢をとりながら，治療を進めることが重要．
- ■平均的には，咬合挙上スプリントを装着し，最低4週から5週経過をみて，プロビジョナルレストレーションを装着する．
- ■患者の愁訴や異常が生じてこないことを確認のうえ，プロビジョナルレストレーションから最終補綴装置へ転換するのがよい．
- ■最終補綴治療に移行するのは，咬合挙上スプリントを装着して咬合挙上してから，2〜4か月経過してからというのが平均的なところである．

physiology
4

咀嚼筋の感覚・長さと咬合高径

咀嚼筋の長さと咬合高径

　咀嚼筋が咀嚼時に力を発揮する際には，上下の歯に挟まれた状態の食品に対して，等尺性収縮によって，粉砕・臼磨を行っている．骨格筋の等尺性収縮の出力にとって生理学的に重要なこととして，**収縮時の筋の長さ**が挙げられる．咬合時には上下の歯（または補綴物）が力を発揮するために等尺性収縮を起こすが，このとき**筋の長さを決定することになるのが噛み合わせの位置**，つまり咬合高径である．

　咬合高径と咀嚼筋の発生する張力との関係は調べられている．Mann ら[1]は一定の筋活動により発揮される力をさまざまな顎間距離で測定した．8名の被験者のうち，2名は前歯部での顎間距離が15 mmのとき，6名は20 mmのとき最大となることを明らかにした（**図1**）.

　また，Lindauwer ら[2, 3]は，一定の力を発揮するときの筋活動を測定し，臼歯部での顎間距離が8 mmと10 mmでは，筋電図活動と咬合力の関係を示すグラフの傾きに変化があることを示した（**図2**）.つまり，1N

（ニュートン）の力を発揮するための筋活動量が，顎間距離によって変化することを示した．

　筋の長さとはどういうことかを考えるために，生理学の教科書[4]に載っている「筋の長さ−張力曲線」を見てみよう（**図3**）.固定した筋の長さが一定の長さ以上になると，収縮前にも張力（静止張力）が発生するので，全張力から静止張力を減じたものが収縮により生じた張力（活動張力）となる．つまり，筋が1回の収縮で発生する張力は長さにより変化し，**最大の活動張力を発揮する長さが存在する**ことになる．咬筋や側頭筋も他の骨格筋と同様に張力を発揮する際の筋の長さが重要であることが明らかであり，**咬合高径が最大活動張力を発揮する長さを決める要因**である．

筋感覚と咬合高径

　咬合高径が変化すると，このような感覚入力が変化している可能性が考えられる．ここで，咬合高径を実験的に増大したモルモットの研究があるので紹介する[5~7].モルモットの歯は絶えず伸び続けるので，上下の歯で互

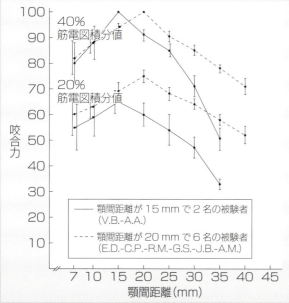

図1　8名の被験者のうち，2名は前歯部での顎間距離が15 mmのとき，6名は20 mmのとき咬合力が最大となる（V.B. などは被験者のイニシャル）.＊参考文献1より引用

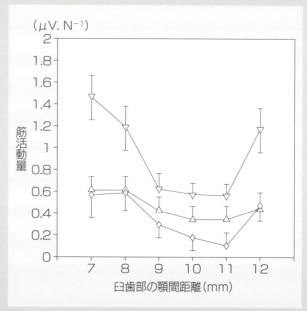

図2　1N（ニュートン）の力を発揮するための筋活動量が，顎間距離によって変化する．＊参考文献2，3より引用

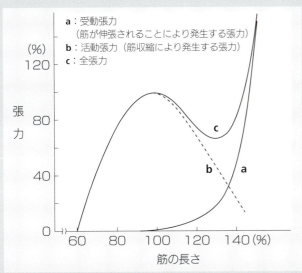

図3 生理学の教科書に載っている「筋の長さ−張力曲線」．＊参考文献4より引用

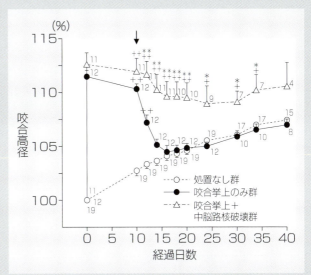

図4 モルモットの咬合挙上板を撤去すると，数日のうちに生来もっている咬合高径に戻ることがわかり，咬合高径は個々の動物に適した高さに維持されていることが明らかとなった

いに削合することで咬合高径を一定に保っていると考えられる．モルモットの前歯部に咬合挙上板を装着すると，臼歯部は上下の歯が咬合するまで伸び続け，モルモット自身の臼歯で異常に高い位置での咬合関係をつくることができる．このモデル動物の咬合挙上板を撤去すると，数日のうちに生来もっている咬合高径に戻ることがわかり，咬合高径は個々の動物に適した高さに維持されていることが明らかとなった（**図4の●部分**）．

「咬合高径が高い」と知るための感覚は，閉口筋の筋感覚と歯根膜感覚であると生理学的に考えるのは難しくない．閉口筋筋感覚は「筋紡錘」がその受容器であり，筋紡錘には「錘内筋」が存在し，錘内筋が収縮（短縮）することで，筋伸張に対する反応性を調節することができる．筋収縮時には，「錘外筋」を収縮させる「α運動ニューロン」と，錘内筋を収縮させる「γ運動ニューロン」が協調して，筋紡錘の感度を調節し，等尺性収縮を行っている．咀嚼するときについて考えると，ある咬合高径で等尺性収縮に移行するときに，錘外筋の長さが変化しない等尺性収

縮に変わっても，γ運動ニューロンが錘内筋を収縮させることで，筋紡錘の受容器部分が伸張され，あたかも筋全体が伸張したような情報が脳に伝えられる．このことは，等尺性収縮に移行する高さである咬合高径が変化すると筋感覚による筋収縮の調節も変化すると考えられる．咬合高径の変化で筋感覚に変化を及ぼすと考えられる．

そこで，これらの感覚を喪失（あるいは障害）させるために，三叉神経中脳路核を破壊した実験がある．三叉神経中脳路核は，閉口筋筋感覚および歯根膜感覚の一部の情報を伝える一次求心性感覚神経の細胞体が存在する核である．実験的に咬合高径を高められた動物の三叉神経中脳路核を破壊すると，異常に高められた咬合高径を生来の高さにまでは戻せなくなることがわかった（**図4の△部分**）．つまり，**咬合高径が変化すると，筋感覚や歯根膜感覚に変化が起こり，その感覚変化から生来の感覚を取り戻す位置まで咬合高径を調節している可能性**が考えられる[6]．

参考文献

1. Mann A, Miralles R, Santander H, Valdivia J. Influence of the vertical dimension in the treatment of myofacial pain-dysfunction syndrome. J Proth Dent 1983; 50(5) : 700-709.

2. Lindauwer SJ, Gay T, Rendell J. Electromyographic-force characteristics in the assessment of oral function. J Dent Res 1991; 70(11) : 1417-1421.

3. Lindauwer SJ, Gay T, Rendell J. Effect of jaw opening on masticatory muscle EMG-force characteristics. J Dent Res 1993; 72(1) : 51-55.

4. 小幡邦彦，外山敬介，高田明和，熊田衛．新生理学．東京：文光堂，1994.

5. Yagi T, Morimoto T, Hidaka O, Iwata K, Masuda Y, Kobayashi M, Takada K. Adjustment of the occlusal vertical dimension in the bite-raised guinea pig. J Dent Res 2003; 82(2) : 127-130.

6. Zhang W, Kobayashi MMoritani MMasuda Y, Dong J, Yagi T, Maeda T, Morimoto T. An involvement of trigeminal mesencephalic neurons in regulation of occlusal vertical dimension in the guinea pig. J Dent Res 2003; 82(7) : 565-569.

7. Kanayama H, Masuda Y, Adachi T, Arai Y, Kato T, Morimoto T. Temporal alteration of chewing jaw movements after a reversible bite-raising in guinea pigs. Arch Oral Biol 2010; 55(1) : 89-94.

physiology 5 　一度大きく咬合挙上する技法

一度大きく咬合挙上し，時間をかけながら狙いの咬合高径へ軟着陸させる技法は，適正なのか？

　咬合挙上すると，実験動物のモルモットでは，元の咬合高径に戻すように調整する．このことは，咬合高径が高いことを知る感覚（閉口筋筋感覚や歯根膜感覚 **physiology 4**参照）が存在していることを示しており，その感覚情報から咬合高径を調節する行動が引き起こされたと考えられる[1]．

　一方で，モルモットを用いて，両側の上下顎間にゴムを作用させて，上下臼歯につねに荷重がかかるようにすると，咬合高径が低下したモデル動物をつくることができる．この咬合高径が低い状態から，ゴムを撤去して25日間の経過観察すると，咬合高径が元に戻るように調節されないことが示された[2]．この結果は，咬合高径が低い状態であることを知る感覚がないことを示唆している．つまり，適切な咬合高径は生体にとって重要であるにもかかわらず，低い状態に対する許容が大きいことを示唆している．これは，臨床の場においても，咬合高径が低い場合の患者の訴えは，高い場合に比べて少ないということにも一致する．

　では，咬合挙上する際に，術者が決めた咬合高径が適切な咬合高径よりも低い場合は，患者は訴えることなくその高さを許容するに終わってしまうであろう．より適切な咬合高径を設定するために，術者が設定した咬合高径よりも高めに設定して，その後，患者の訴えや機能を注意深く観察しながら，低下させて，適切な位置へと導くことは，1つの術式として適切であると考えられる．

参考文献
1. Zhang W, Kobayashi M, Moritani M, Masuda Y, Dong J, Yagi T, Maeda T, Morimoto T. An involvement of trigeminal mesencephalic neurons in regulation of occlusal vertical dimension in the guinea pig. J Dent Res 2003; 82(7): 565-569.
2. Matoba H, Kanayama H, Kato T, Morimoto T, Yamada K, Masuda Y. Changes of occlusal vertical dimension and jaw movement in experimentally occlusal vertical dimension reduced animal. 2014, in submission.

CHAPTER 5

咬合挙上，咬合高径の回復の臨床例

　このCHAPTERでは，有歯顎患者(部分歯列欠損患者)の症例をとおして，咬合挙上のフローを解説しよう．

5-1　症例1　う蝕と咬耗による歯質欠損をクラウンブリッジで咬合挙上

症例の概要

患者　42歳の女性

　幼少時からう蝕の傾向が強く，つねに歯科医院へ通っていたという．青年期にはほとんどの歯が歯冠修復され，歯質の欠損がない(健全な)天然歯は皆無となってしまった．下顎右側欠損に小さな義歯を入れてもらったことがあるが，現在使っていない．

症例の難易度

　Kennedy分類　上顎Ⅱ級1類，下顎Ⅱ級

　Eichner分類　B2

主訴　歯列をきれいにしたい．

現症　現在歯，上顎9歯，下顎12歯残存．

$$\frac{432\ \ \ |\ \ \ 234\ \ 67}{54321|1234567}$$

　321|1234 には顕著な咬耗があり，これは対合する上顎 ③② 1|1 ②③ ブリッジとの咬合関係によるものと思われる．

　顔貌は下顔面が短小で，咬合高径が二次的(＝後天的．CHAPTER 4参照)に失われていることが示唆される．口腔内では，下顎前歯部の著明な咬耗と深いオーバーバイトが一見して問題と思われる．この著明な咬耗はブラキシズム，グラインディングの結果と思われ，補綴装置設計で配慮すべきである．

　エックス線検査によれば歯冠修復されている残存歯はほとんど無髄歯で，根管処置はほぼ良好である．上顎 |46 は事前の再根管治療が必要である．全般的に歯周前処置は歯石除去程度でよい．なお 76| 欠損は，54| の焼き付け冠を連結支台歯とした conex アタッチメント遊

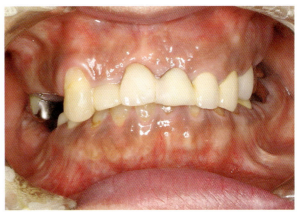

図1a　初診時，過蓋咬合．　　　　　　　　**図1b**　初診時，口腔内正面．

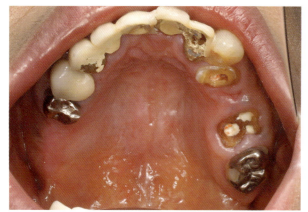

図1c　初診時，上顎．咬耗で擦り切れた咬合面．

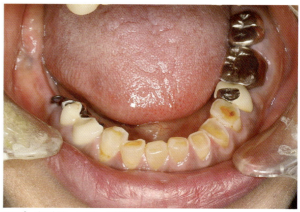

図1d　初診時，下顎．顕著な咬耗．

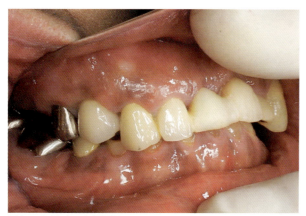

図1e　初診時，右側面観．

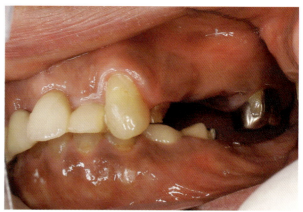

図1f　初診時，左側面観．

離端義歯がかつて装着されていた痕跡がある．

　残存歯列の状態をみると，咬合支持は両側性に Eichner 分類 B2 の状態で温存され，仮に⑥まで咬合できれば咬合支持は4か所となる．下顎のアンテリアガイダンスは下顎前歯の咬耗で現状不十分だが，補綴的に再構成可能である．咬合関係は深いオーバーバイトが認められ，現状の下顎位では機能的・審美的な修復・補綴治療は望めず，咬合挙上が不可欠である（**図1a〜f**）．

治療方針

　患者の主訴である審美的な改善と顎口腔機能を回復するためには，咬合位を改善し，これを修復・補綴装置で維持することが必要である．このため，これまでの患者の人生で二次的に低位咬合に陥っていた咬合関係をまず改善し，審美的・機能的にすぐれた修復・補綴装置で治療を行うことにした．

治療の実際

　一般的な口腔内・外検査，とくに咀嚼筋，顎関節検査，咀嚼運動の観察などののち，口腔内検査を行い，上下顎の診断用模型を得る．これを，上顎はイヤーピース型フェイスボウ，下顎は現状の咬頭嵌合位をシリコーンオクルーザルバイトによるチェックバイトを介し，半調節性咬合器に装着する．

咬合挙上治療

　まず，咬合挙上量を設定する．これには臨床上多くの患者から得られた経験則が実施のバックグラウンドとなる．つまり，少なくとも種々の原因で低下した咬合高径は回復できるが，その回復は患者の反応をみながら慎重に付与する．低下した位置から徐々に高径を増加していければ理想的であるが，筆者は設定量に至るために，<u>当</u>

初想定量プラスアルファに咬合高径を与え，そこからしだいに高径を減少させ，最終的に所定量に至らせるという技法を用いている（CHAPTER 4参照）．これには高径量を増減でき，患者の疼痛反応が生じたならすぐに患者によって元に戻せる，初期化できる装置が必要である．

この目的に適合するのは，**咬合挙上副子**（咬合挙上スプリントまたはバイトプレート）が最適である．

およそCamper平面（CHAPTER 3参照）を水平とし，治療椅子に座位で患者を座らせ，患者の顔貌（正面観・側面観）を熟視する．患者に手鏡を持たせ，患者個人の「正常顎位」をおよそとらせる．これをおおむね咬合器上にて再現し，この挙上量が現状の咬頭嵌合位，下顎安静位，さらに安静空隙量などとどのような関係かを検討する．想定される挙上量が，一般にいわれている安静空隙量2〜3mmをはるかに超える，仮に5〜7mmとなっても，とりあえずは暫定値であるので，この値で咬合器上でインサイザルガイドピンを高め，設定してみる．同時に，**上下顎間の歯列間隙をシリコーンバイトで咬合器上で記録し，患者の口腔内へ適合させ，口唇の閉鎖，リップサポート，鼻唇溝，頬の豊隆など，顔貌の正常らしさを手鏡で患者が確認しながら，場合によってはトライアンドエラーで咬合挙上量を求める**のがよいと考えられる．

咬合挙上量が決定したなら，咬合器のインサイザルピンを固定し，上下歯列の咬合面の間の空隙を埋めるように，咬合挙上スプリントを設定する．Posselt図形（CHAPTER 4 **図5**参照）からも示されるように，咬頭嵌合位からおおむね20mm程度の開口域は，下顎閉口路上でほとんど円弧の一部であるという事実から，半調節性咬合器上で咬合挙上した場合には，下顎回転運動の中心である関節頭の位置に変化を及ぼさない（CHAPTER 4 **図5**参照）．

咬合挙上スプリントの製作

咬合挙上スプリントの製作には，通常透明な矯正治療用常温重合レジンを用いる．材料要件としては，簡単な取扱い，調節性・補修性にすぐれた材料であることが望まれる．

なお**有歯顎の場合は，上顎に咬合挙上スプリントを適用することが通常多い**．これは，スプリントの安定性，使用中のガイダンス付与の的確性による．上下顎の欠損の分布状態によっては下顎に適用することもあるし，後述のように有床型とする場合もある．本症例では下顎歯列前歯部に広範囲の咬耗がみられ，のちに歯冠修復が不可欠と診断されたため，咬合挙上スプリントは下顎歯列へ製作することとした．7⃞6⃞部は有床型とした．咬合関係の付与は咬合器上で，最大咬頭嵌合位は全歯均等接触，ガイダンスは犬歯を中心としたグループファンクション型に調整した．

咬合挙上スプリントの装着時に，「多年にわたり低下してしまった下顎位をひと月程度で整復する」と患者へ装着目的を告げた．

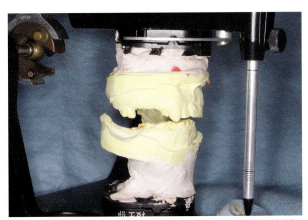

図1g　咬合器（Hanawワイドビュー咬合器）上で咬合挙上（右側）．

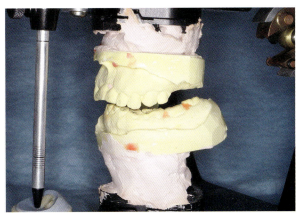

図1h　咬合器上で咬合挙上（左側）．

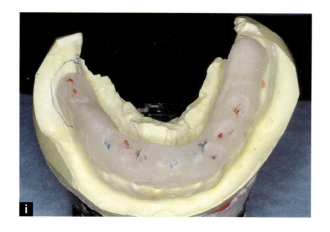

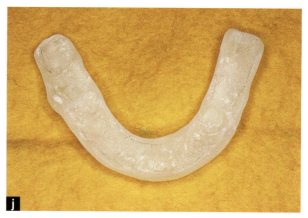

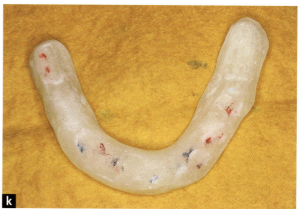

図1i 咬合器上で調製した咬合挙上スプリント.
図1j 咬合挙上スプリント，適合面.
図1k 咬合挙上スプリント，咬合面.

咬合挙上スプリントの装着・調整，固定性挙上装置への変更の見極め

咬合挙上スプリントは装着される歯列の各歯の歯冠最大豊隆部に外形線を規定してあるので，咬合挙上スプリントを適合させると，維持力が生まれることになり，撤去にかなり抵抗が生じる.

【0日目】

咬合挙上スプリント装着後，咬頭嵌合位は全歯の咬合挙上スプリント装着部位で咬合接触するように，前方ガイダンスは前歯で，側方ガイダンスは犬歯を中心とする小部分で営まれるように，咬合調整する. 咬合挙上量の確認は，咬合器上ではインサイザルピンの位置で，咬合挙上スプリント上では前歯部の咬合挙上スプリントの厚さで行った.

患者に着脱法を教え，また口腔清掃法，咬合挙上スプリントの清掃法も教示する. 装着当初，歯列が締めつけられるような感じがすること，慣れていくこと，顎関節・咀嚼筋・顔面に疼痛を生じたなら取り外してよいことな

どを伝えた. また1日のうち，咀嚼時以外のできるだけ長時間，さらに，夜間就寝中も装着し続けることを伝えた.

【7日目】

この日には，0日目からこの間の患者のエピソードを十分聴取することが重要である. 顎関節・咀嚼筋の自発痛，クリック音・疲労，咬合時誘発痛の有無，残存歯列の異常の有無などを検査し，**大きな問題が生じるようであれば，ここで咬合挙上は中止**することとなる. この症例では上記のような兆候は何も認められなかった. 次いで咬合調整を行い，咬合支持を保ちつつ咬頭嵌合位の接触点を削合し，咬合高径を1mmほど低下させた. ガイダンスは当初と同じく，可及的に犬歯よりも前方に集中させた.

【14日目】

基本的には7日目と同様の内容で，咬合高径をさらに1mm低下させ，目標の「旧咬頭嵌合位プラス5mm」と設定した. この状態でさらに7日おく.

【21日目】

これまでと同様の検査・対応を行うが，咬合高径はこれ以上低下させない．

【28日目】

咬合器に現在の咬合挙上スプリントを戻し，咬合器上で咬合紙の引き抜きにより接触状態を確認した．この状態での上下残存歯列と，咬頭嵌合位のチェックバイトによる，残存歯・欠損部のプロビジョナルレストレーションの製作を技工士に指示する（**図1g〜k**）．

プロビジョナルレストレーションによる咬合関係維持

【40日目】

用意したプロビジョナルレストレーションに調和するよう，残存歯の支台歯形成を行う．形成される支台歯数にもよるが，これには2時間程度必要である．形成後，

プロビジョナルレストレーションを常温重合レジンで修正適合し，最終的な咬合高径を温存する．これで残存歯すべてがプロビジョナルレストレーションとなった．

この状態で，さらに2週間ほど経過をみる．この間，咬頭嵌合位，ガイダンスのチェックを十分行う．その確認後，上下プロビジョナルレストレーションで構成された歯列の模型を得る．これをフェイスボウトランスファーによって同一咬合器にマウントし，咬合器のアンテリアガイダンスであるインサイザルガイドを各個調製する（CHAPTER 7 **図29a〜d** 参照）．さらに，ポステリアガイダンスは，各下顎位でチェックバイトを採得後，調整・付与するのが正式であるが，簡易的に前方位チェックバイトのみを採得し，矢状顆路のみを与える．あと側方顆路はHANAUの公式（$L = \dfrac{H}{8} + 12$，L：側方顆路角，H：矢状顆路角）などにより平均的に付与することで，十分目的を果たしていると思われ，簡略化している（**図1l, m**）．

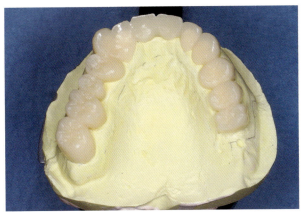

図1l　上顎プロビジョナルレストレーション（暫間補綴装置）．

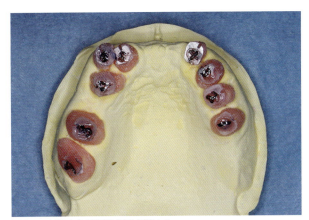

図1n　上顎支台歯印象用の個歯トレー．

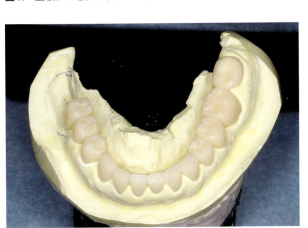

図1m　下顎プロビジョナルレストレーション．

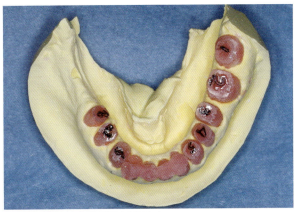

図1o　下顎支台歯印象用の個歯トレー．

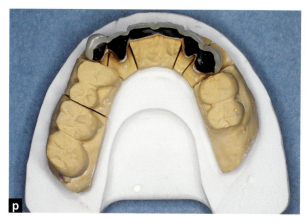

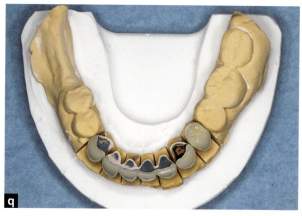

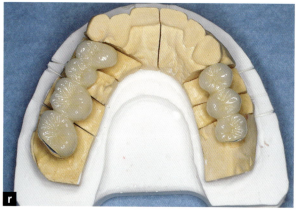

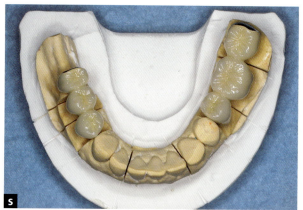

図1p 上顎前歯ブリッジ(保険分).
図1q 下顎前歯ブリッジ(保険分, 4以外).
図1r 上顎臼歯部前装冠, ブリッジ.
図1s 下顎臼歯部前装ブリッジ.
図1t 上下前歯部ブリッジ, 連続冠.

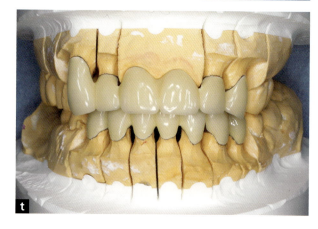

最終補綴装置による治療

【50日目】

印象採得

支台歯形成後の予備印象採得により得られた個人トレー・個歯トレーを用い，各支台歯の正確な印象採得を行う(**図1n, o**). いうまでもないが，支台歯印象には種々な技法があるが，個歯トレー法がもっとも寸法精度よく印象採得できる. 個歯トレー法に習熟することが不可欠である. 印象には適切なライトボディとヘビーボディの

シリコーン印象材を用いる. 最近の接着材「ジーシーアドヒーシブ」「フュージョンアドヒーシブ」(ジーシー)などは十分個歯トレー法に適用できる.

咬合採得

咬合採得は，まず咬合支持を営む部位のプロビジョナルレストレーションを外し，前歯のみを残してタッピングさせ，咬合力をコントロールさせたうえで，シリコーンラバー印象材ヘビーボディタイプにより1回目のバイトを採得する. 次いで前歯部のプロビジョナルレストレーションもすべて外し，先に採得したヘビーボディの

該当部から前歯部へ（後述 **図2o** と同様）レギュラーボディタイプのシリコーン印象材を盛り，臼歯部で確保された位置まで咬合させる．こうして全顎にわたる最大咬頭嵌合位のチェックバイトを得た．

補綴装置

患者の主訴は審美的な回復であったことから，最終補綴装置は，可視部はすべて自然な形態・色調を再現することとした．前装方法の選択は，患者にグラインディングの習癖があること，治療費を可及的に低廉に抑えてほしいということから，社会保険給付部位は保険治療で，他部位は Pd 合金使用の硬質レジン前装冠を選択した．

補綴装置の設計は，下顎は，$\overline{321|123}$ 硬質レジン前装冠（保険．歯冠高径が短小なため，連結冠とした），$\overline{6\,⑤④|4}$（短冠），$\overline{567}$（連結冠：自費）．

上顎は，$\underline{③②1|1\,②③}$ ブリッジ（保険），$\underline{⑦⑥5④|④5⑥}$（ブリッジ，自費）とした（**図1p〜t**）．

最終咬合調整

技工製作段階で，90%の咬合関係は確立されており，咬頭嵌合位の均等な接触関係をもたせ，ガイダンスを前方に集中させ，犬歯を中心としたガイダンスの構成ももたせた．

補綴装置の装着

本症例ではブラキシズムもあり，最終補綴装置セット後のトラブルも予想されることから，すべてのクラウン・ブリッジを仮着することとし，ほぼ1か月ごとに経過をみていくこととした．仮着には当初，ノンユージノール系仮着剤「フリージノールテンポラリーパック」（ジーシー），のちにカリボキシレートセメント「ハイボンドテンポラリーセメントソフト」（松風）を用いた（**図1u〜x**）．

補綴装置装着後の経過

装着直後，上顎前歯ブリッジの$\underline{1|1}$ポンテイック間の下部鼓形空隙の形態が不自然であったので，調整した（**図1x**）．装着1か月目に$\overline{6\,⑤④|}$ブリッジが脱離再装着．2か月目に$\overline{321|123}$連結冠の脱離を認め，通常はあり得

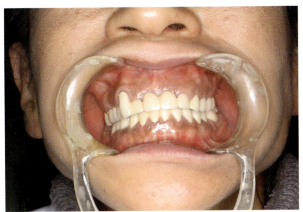

図1u　上下前装冠，ブリッジを仮装着．

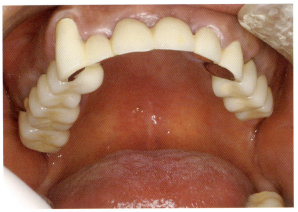

図1v　上顎前装冠，ブリッジ．

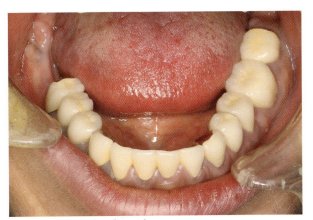

図1w　下顎前装冠，ブリッジ．

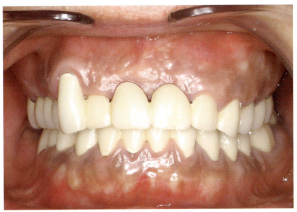

図1x　前歯$\underline{1|1}$間の下部鼓形空隙形態を修正した．

ない脱離現象に，いまだ持続するグラインディング癖を疑った．3か月目，$\overline{321|123}$の$\overline{3}$前装が一部チッピングしたため，仮着を外し，口腔外で歯冠修復用コンポジットレジンにて補修し，「ハイボンドテンポラリーセメントソフト」にて仮着した．

軟性レジン使用の歯ぎしり防止スプリントを適用することとし，装着させ，今日まで補綴後2年間が経過している．

この症例は咬合位の低下と，ブラキシズムという条件下での修復・補綴治療ということで，きわめて考えさせられる症例であった．

5-2　症例2　高度の咬耗歯をクラウンで咬合挙上①

症例の概要

患者　74歳，男性

高度の咬耗症で，臼歯のみではなく前歯も擦り減り，近医からの紹介で本学義歯外来へ受診した．咬合挙上治療の後，補綴治療に移行した．

症例の難易度

Kennedy 分類　下顎1級

Eichner 分類　B2

主訴

歯がすり減って，咬みにくい．

既往歴

40歳頃から下顎臼歯部の歯が割れて，歯科で治療してもらったが，抜歯されることがあった．下顎に義歯を入れてもらったが，痛いので装着していなかった．1年ほど前に上顎臼歯部と下顎顎堤とがほとんど接近していることに気がつき，久しぶりに近医でみてもらったところ，大学病院へ行くことを勧められ，本学義歯外来に受診することとなった．歯ぎしり・くいしばりの既往歴があるという．

現症

上顎歯列は多くがクラウンで修復されているが，欠損はない．上下とも$\dfrac{32|23}{32|23}$が大きく咬耗している．咬合支持は$\dfrac{321|123}{321|123}$のみで規定されている．左右側とも小臼歯部より後方は$\underline{7654|4567}$で対咬関係が消失しているため，挺出ぎみである．対合関係は Angle Ⅲ 級ぎみで，前歯の水平被蓋（オーバージェット）はほとんどない（**図2a, b**）．

残存歯

残存歯の動揺はほとんどみられず，プロービングポケットデプスは2mm程度，エックス線検査による歯冠-歯根比も正常である．

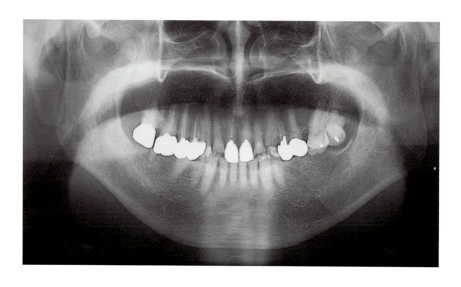

図2a　初診時，パノラマエックス線写真．

顎堤の状態

　左右の欠損部顎堤の吸収は少ない．現在の咬頭嵌合位ではほとんど上顎残存歯列と接触しそうである．⑥の残根がある．左右下顎の骨隆起は極めて著明で，患者の強い咬合力を物語っている．

治療計画

　患者の希望は「高度に咬耗した歯列の自然観の回復」ということであった．歯列による咬合支持の喪失と残存歯の咬耗を回復するため，咬合挙上を行い，プロビジョナルレストレーションにて歯列を構成後，経時的な反応をみながら，上下の歯列弓形態が正常となる位置まで咬合高径を修正する．これにはまず**可撤性の咬合挙上スプリントを用い，治療を進める**．症状が安定すれば残存歯部を支台歯形成し，被覆冠で咬合高径を保持する．

治療の実際

前処置

　修復のために必要な支台歯形成を容易に行えるように，

高度の咬耗を示す残存歯をあらかじめ抜髄・根管処置する．これには上下小臼歯より前方の歯を対象として歯内療法外来で専門医に短期間に行ってもらった．

咬合平面の回復・咬合高径の挙上のポイント

　咬合高径を高める咬合挙上スプリントを装着し，**咬合挙上量は患者の顔貌から推測**し，現状から7mm挙上し，装着後2週で5mm程度に挙上量を低下させ，さらに

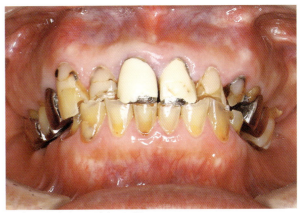

図2b₁　初診時，口腔内正面観．

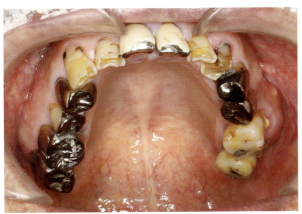

図2b₂　初診時，上顎前歯の咬耗が著明．

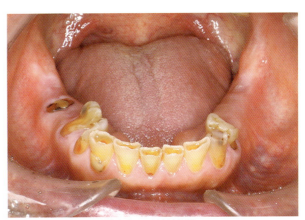

図2b₃　初診時，下顎残存歯の咬耗が著明．

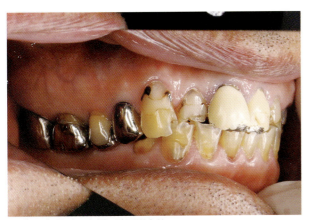

図2b₄　初診時，右側の咬頭嵌合位．

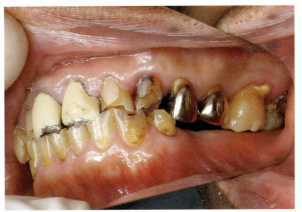

図2b₅　初診時，左側の咬頭嵌合位．

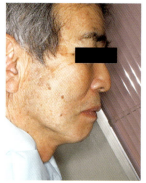

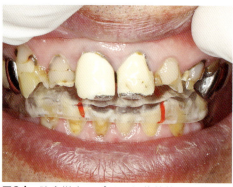

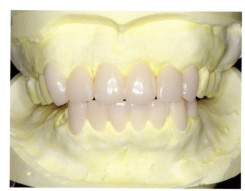

図2c　口唇閉鎖状態で開口，適切な咬合高径を推測した．

図2d　咬合挙上スプリント装着後，最終的に5 mm挙上する．

図2e　最終挙上量5 mmでプロビジョナルレストレーションを製作．

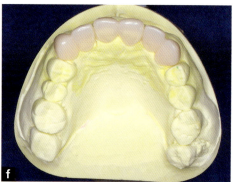

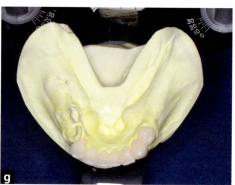

図2f　上顎プロビジョナルレストレーション．
図2g　下顎プロビジョナルレストレーション．

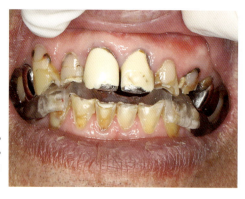

図2h　 $\overline{3|3}$ を支台歯形成するため，咬合高径を保持しながらプロビジョナルレストレーションへ変換．

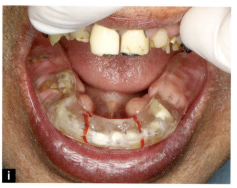

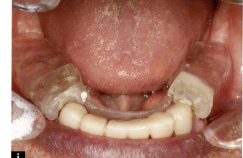

図2i　下顎前歯部の赤線内の範囲をまずプロビジョナルレストレーションへ変換．
図2j　ついで $\overline{3|3}$ を固定性に，臼歯部は $\overline{54|4}$ を支台としてスプリントを暫間テレスコープ義歯とする．

反応をみた．合計6週間咬合挙上スプリントを装着させ，**顎関節・咀嚼筋の自発痛・圧痛**などの有無を見極め，この挙上量での下顎位を新たな咬頭嵌合位とすることに決定した．この状態でさらに4週間経過を観察後，暫間補綴治療を一歩進めるため，修復物を金属に変更することにした（**図2c〜j**）．

クラウンの製作

残存歯部が下顎左右とも小臼歯まで存在することから，小臼歯から前方を被覆冠でまず形態修正し，後方咬合支持は経過を見つつ，下顎義歯を検討することにした．

そこで，まず321|123および，54321|1234を連結冠として，支台歯形成（**図2k, l**）・印象採得を行った（**図**

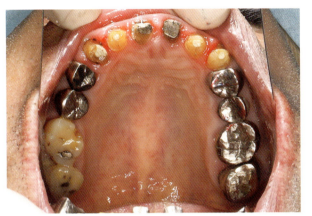

図2k　上顎は321|123を支台歯形成．

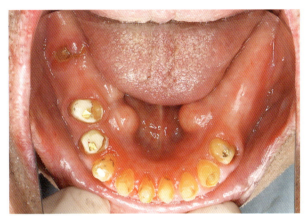

図2l　下顎はのちに54|4も支台歯形成．

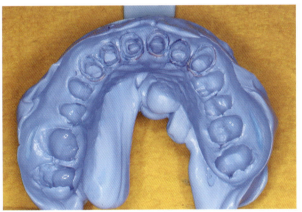

図2m　上顎個歯トレーによる321|123印象．

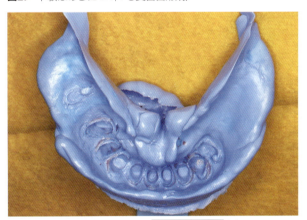

図2n　下顎，個歯トレーによる54321|1234印象．

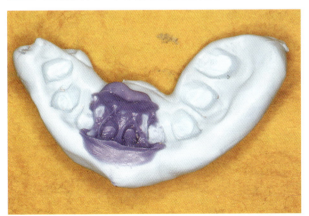

図2o　咬頭嵌合位の咬合採得は，ラバー印象材ヘビーボディタイプを用いたチェックバイト時に左右のプロビジョナルレストレーションを残し，別個に採得し，インジェクションボディで結合した．

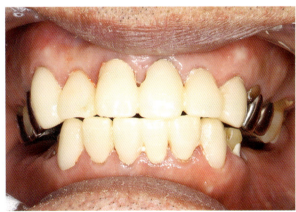

図2p　上下プロビジョナルレストレーションの装着．

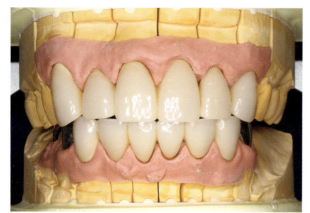

図2q 上下連結前装冠，全部冠が完成.

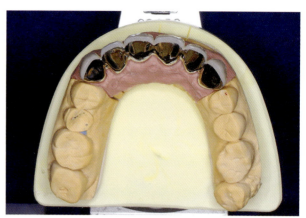

図2r 上顎前装冠（保険）.

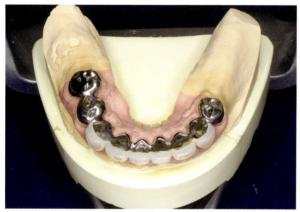

図2s 下顎前装冠，全部冠（保険）.

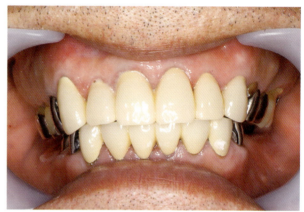

図2t 装着後の最終補綴装置.

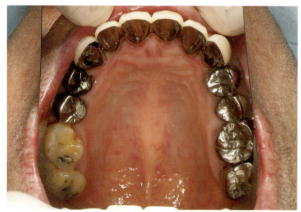

図2u 上顎前歯ブリッジ.

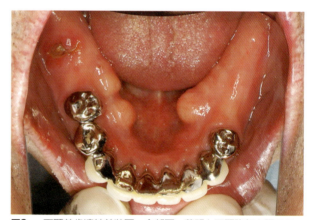

図2v 下顎前歯連結前装冠，全部冠. 著明な下顎隆起を認める.

2m〜o）.

上下連結冠の印象採得が終了した．上記部位のクラウン試適後，通法どおり最終合着した（**図2q〜v**）.

経過

経過観察を装着後，2週目，4週目，6週目と行ったが，咀嚼機能，審美性ともに問題はなく，患者の顎口腔系に受け入れられたものと思われた．一応，下顎咬合支持と審美性は回復されたこと，下顎欠損は$\overline{76|567}$であるが，著明な下顎隆起の存在，さらには患者の年齢からみて，ひとまず短縮歯列の状態で経過観察を行い，必要ならば下顎欠損部の治療を検討することとし，患者もこれで十分ということで納得した．

5-3　症例3　高度の咬耗歯をクラウンで咬合挙上②

症例の概要

患者　70歳，男性

　高度の咬耗症で，臼歯を含め，おもに前歯が擦り減り，近在の歯科大学へ受診したが，歯をすべて削って総義歯とするといわれ，怖くなり，本当にそうかどうか，本学義歯外来へ受診したという．咬合挙上治療の後，補綴治療に移行した．

症例の難易度

　　Kennedy 分類　上顎Ⅲ級2類，下顎Ⅰ級

　　Eichner 分類　B2

主訴

　歯がすり減って，顔つきが変わった，直したい．

既往歴

　30歳頃から下顎臼歯部の歯が割れてきた．近医で治療してもらったが痛くされ，それ以来放置してきた．以前から上顎臼歯部が下顎顎堤とほとんど接近し，それは前歯のすり減りが原因だとは認識していたが，咀嚼には困らないでいた．1年前に前歯が知覚過敏となり，久しぶりに近医でみてもらったところ，大学病院へ行くことを勧められ，地元の大学病院でみてもらい，すべての歯を削って総義歯を入れるといわれ，本当にそうしなければいけないかどうか相談するため都内の本学に受診するに至り，本学義歯外来に受診することとなった．歯ぎしり・くいしばりの既往歴があるという．

現症

　上顎歯列はいくつかクラウンで修復されているが，大きな欠損はない．上顎歯列は 75321|1235 が大きく咬耗しており，6|, |4 は欠損している．下顎歯列は 654321|123 が異様に著明な咬耗を呈している．7654| は欠損している．

　咬合支持は右側片側で2か所規定されているが，高度の咬耗状態である．左右側とも小臼歯部より後方は 7654|4567 で対咬関係が消失しているため，挺出ぎみである．対合関係は Angle Ⅲ級で，前歯の水平被蓋（オーバージェット）はマイナス，反対咬合であり，上顎

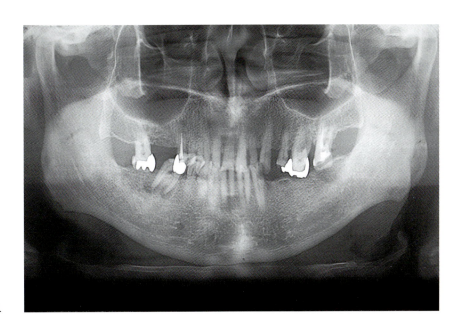

図3a　初診時，パノラマエックス線写真．

前歯唇側と下顎前歯舌側に著明な咬耗面がみられる．修復歯は上顎臼歯部に散見される程度である（**図3a〜f**）．

残存歯

残存歯の動揺はほとんどみられず，プロービングデプスは2mm程度，エックス線検査による歯冠 - 歯根比も正常である．

顎堤の状態

下顎左側の欠損部顎堤は，吸収が少なく，現在の咬頭嵌合位ではほとんど上顎残存歯列と接触している．

顔貌の状態

典型的な Angle Ⅲ級の状態で，咬耗により2次的に咬合高径の低下が形成されたことが示唆される．試みに上下顎前歯がほとんど接触するかしないかという下顎位をとらせ，顔貌をみるとほぼ正常に見える（**図3g〜i**）．

治療計画

患者の希望が「高度に咬耗した歯列による顔貌の回復」ということなので，歯列による咬合支持の喪失と残存歯の咬耗を回復するため，咬合挙上を行う．プロビジョナルレストレーションにて歯列を構成後，経時的な反応をみながら，上下の歯列弓形態が正常となる位置まで咬合高径を修正する治療について説明し，治療期間・治療費などを説明し，同意を得た．

治療にはまず，**可撤性の咬合挙上スプリントを用い，**

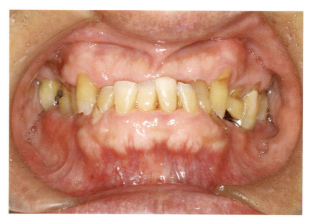

図3b　初診時．咬頭嵌合位は Angle Ⅲ級状態であった．

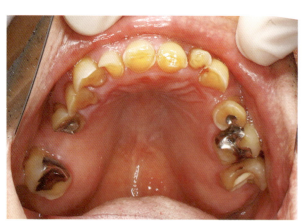

図3c　初診時，上顎．

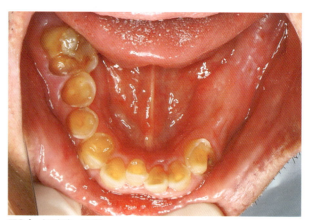

図3d　初診時，下顎．

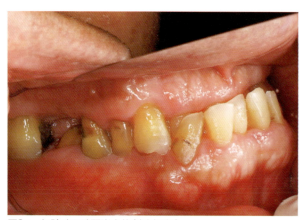

図3e　初診時の咬頭嵌合位（右側面観）．

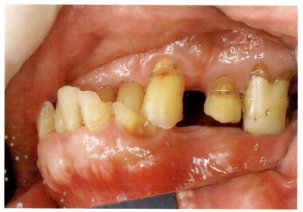

図3f　初診時の咬頭嵌合位（左側面観）．

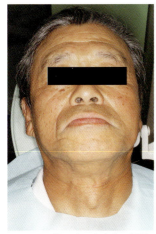

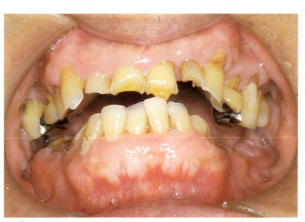

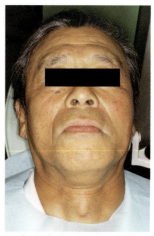

図3g　現状の咬頭嵌合位の顔貌.　**図3h**　あり得べき咬頭嵌合位をとらせる.　**図3i**　想定咬頭嵌合位の顔貌.

挙上量をプラスアルファする方法を用いて治療を進め，咬合高径を回復する．症状が安定すれば残存歯部を支台歯形成し，被覆冠で咬合高径を保持する．最終的には欠損補綴を行う．

治療の実際

前処置

　支台歯形成を容易に行えるように，高度の咬耗を示す残存歯をあらかじめ抜髄，根管処置した．これには上下小臼歯より前方の歯を対象として，歯内療法外来で専門医により短期間に行ってもらった．

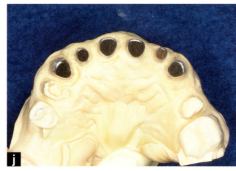

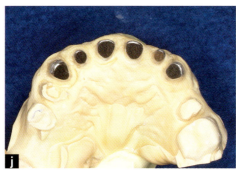

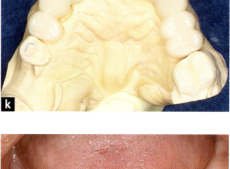

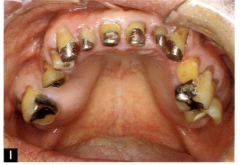

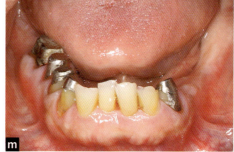

図3j　上顎前歯部メタルコアとする.
図3k　同プロビジョナルレストレーション.

図3l　上顎前歯へメタルコアを装着.
図3m　下顎左右臼歯部へメタルコアを装着.

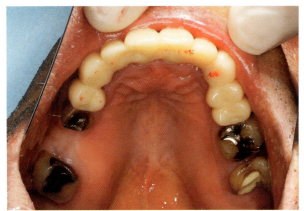

図3n　上顎プロビジョナルレストレーション.

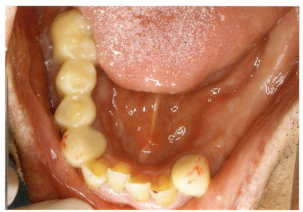

図3o　下顎プロビジョナルレストレーション.

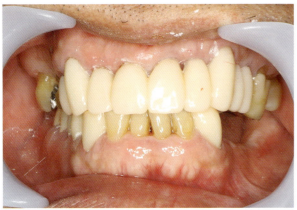

図3p　プロビジョナルレストレーションによる咬合挙上後の咬頭嵌合位.

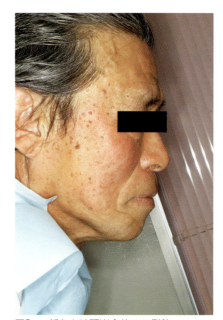

図3q　新たな咬頭嵌合位での側貌.

咬合平面の回復・咬合高径の挙上のポイント

　咬合挙上スプリントを下顎に装着し，咬合挙上量は患者の顔貌から推測し，現状から7mm挙上し，装着後2週で5mm程度に削合し，さらに反応をみた．合計6週間咬合挙上スプリントを装着させ，顎関節・咀嚼筋の自発痛・圧痛などの有無を見極め，この挙上量の下顎位を新たな咬頭嵌合位とすることに決定した（**図3h, i**）．この状態でさらに4週間経過を観察後，4321|1235，6543|3を支台築造し，支台歯形成後，プロビジョナル連結冠を適合，装着した（**図3j, k**）．これにより回復された咬合高径で，咬頭嵌合位，アンテリアガイダンスを構成できるようにした．この状態で4週経過後，通法により上下連結冠による歯冠修復を開始した．顔貌は回復し，顔面諸筋，顎関節の症状も認めなかった（**図3n～q**）．

経過

　その後，筆者が定年退職したのちに筆者の後進のドクターにより歯冠修復・欠損補綴治療を終え，術後3年経過し，現在経過観察中であるという.

5-4

症例4　酸蝕症による重度のトゥースウェアを　　テレスコープ義歯で咬合挙上

症例の概要

患者　56歳の女性

　柑橘類の嗜好による酸蝕症をともなう高度の咬耗症で，近医から本学附属病院へ紹介されて来院した．上顎前歯に異常な咬耗がみられ，咬合挙上治療ののち，上顎歯列と上顎欠損をテレスコープ義歯により補綴することにした．

症例の難易度

　Kennedy分類　上顎Ⅱ級，下顎Ⅱ級

　Eichner分類　B1

主訴

　上の前歯がしだいに割れてくる．

既往歴

　柑橘類をほとんど毎食，間食時に摂取し，気づかぬうちに自分の歯がぼろぼろになってきたという．この10年ほどは症状の軽減がみられるが，上顎歯列が咬耗するとともに，しだいに歯質表層が破折してくるという．全般的に知覚過敏症状がある．上顎左側臼歯部の欠損は40代のときにブリッジの支台歯が破折し，抜歯したという．同欠損部は近医で単純なパーシャルデンチャーで治療を受けた．

現症

　被覆冠で治療されていない上顎<u>321|123</u>は唇側エナメル質がほとんど欠損し，一部にはCR修復の痕跡も

みられる．上顎前歯の切端の形状が平坦であることから，上下歯列間でグラインディングを行っているものとみられる．個々の残存歯の動揺度は正常で，プロービングポケットデプスは2mm以下，エックス線検査による歯冠／歯根比は正常である．しかし，顔面高は明らかに低位で，咬合高径の低下が想定される．

顎堤の状態

　欠損部は<u>4|4567</u>であり，左側の遊離端欠損は現在レジン床義歯で補綴されているが，支持に欠ける設計である．欠損部顎堤の被圧変位性は正常で，顎堤形状も優形（形態が正常）である（**図4a～c**）．

治療計画

　まず，低下した咬合高径を回復する．これには下顎に**咬合挙上スプリントを有床義歯タイプとして適用**する．

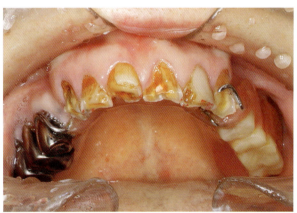

図4a　初診時，上顎．高度の歯質実質欠損を認める．

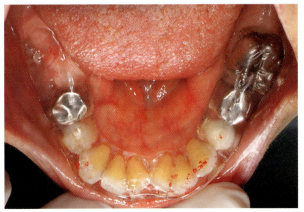

図4b　初診時，下顎．

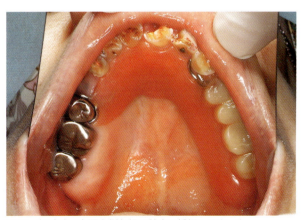

図4c　初診時，上顎左側欠損は義歯で補綴してあった．

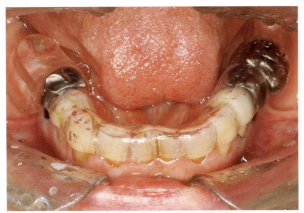

図4d　初診時の最大咬頭嵌合位（ICP）からプラス7mmで咬合高径を設定した咬合挙上スプリントを下顎へ装着，7̄6̄欠損は有床部の支持を求めた．

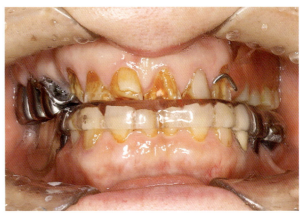

図4e　咬合挙上スプリントを＋7mmから，2週で＋5mmへ調整，その後4週経過をみた．

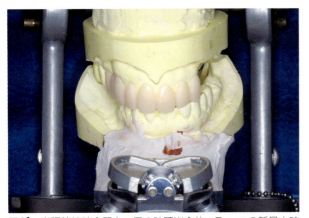

図4f　半調節性咬合器上，元の咬頭嵌合位＋5mmの新最大咬頭嵌合位で，プロビジョナルレストレーションを用意．

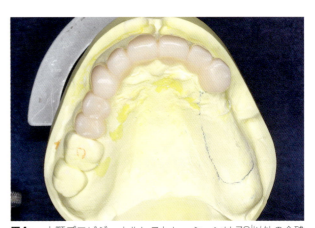

図4g　上顎プロビジョナルレストレーションは7̄6̄以外の全残存歯を対象．

咬合挙上量の設定は，顔貌の回復から見て，ありうべき咬合高径を調節性咬合器上で規定する．まず，それよりも2mm多い値で7mmの咬合挙上スプリントを装着し，2週後に顎口腔系の反応を精査する．問題がなければ咬合挙上スプリントを2mm削合して，規定値に低下させる．これでさらに2週装着させ，合計4週後にこの咬合高径で咬合再構成を行うことを患者へ予告する．

　最終義歯は患者と相談のうえ，テレスコープ義歯とすることにした．もちろん，**クラウンブリッジと通常のパーシャルデンチャーでもよい**のだが，テレスコープ義歯のほうが合理的で予知性の高い補綴治療が可能である．

治療の実際

前処置

　3̄2̄1̄|1̄2̄3̄の支台歯はあらかじめ抜髄することとした．これは支台歯形成時のトラブル回避と審美的な問題に対応するためである．

咬合平面の回復・咬合高径の挙上のポイント

　咬合挙上スプリントにて最終的に旧咬頭嵌合位（ICP）より5mm咬合挙上し，この新しい咬頭嵌合位をプロビジョナルレストレーションである連結テンポラリークラウンで確保した．咬合挙上スプリントからプロビジョナルレストレーションへの変換は一度に行わねばならず，6前歯および小臼歯の支台歯形成を行い，プロビジョナルレストレーションを仮着した（**図4h, i**）．

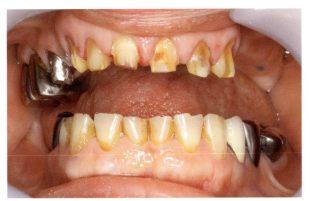

図4h　支台歯形成後.

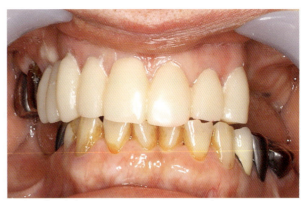

図4i　プロビジョナルレストレーションを設定.

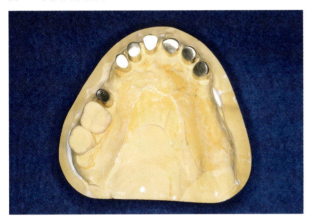

図4j　コーヌスクローネ内冠.

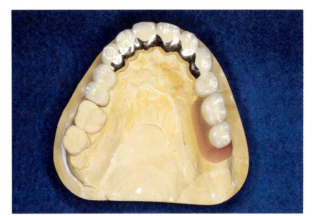

図4k　コーヌスクローネ外冠, 可撤部.

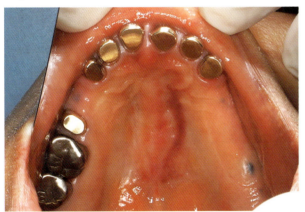

図4l　装着された内冠.

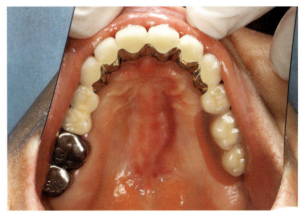

図4m　装着された外冠, 可撤部.

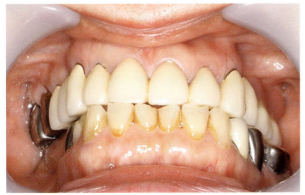

図4n　義歯装着後.

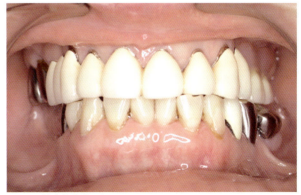

図4o　義歯装着後3年目.

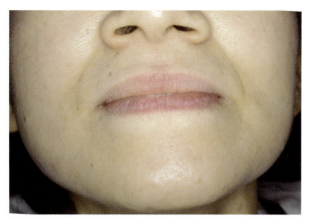

図4p　治療前（2012年）.

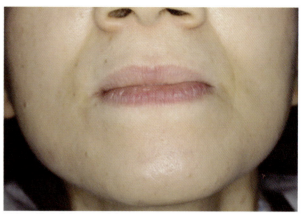

図4q　治療後（2015年）.

義歯設計の要点

　最終義歯はテレスコープ義歯とすることになったので5321|123 を支台歯形成後，コーヌスクローネとした.義歯は歯列上の設計で，あたかもブリッジに遊離端義歯が接合したような設計となる（**図4h〜n**）.

最終補綴物装着後の経過

　義歯装着後の患者の義歯への慣れは順調で，大きな問題はないが，慣れが生じるとともにテレスコープ義歯の維持力が増強され，義歯の撤去が困難となった．そのため，維持力の調整を十分行って対応した．患者は義歯の審美性・装着感に大きな満足を示した．現在，治療後トラブルなく4年が経過した.

5-5 症例5　義歯が沈下・位置移動を起こし，テレスコープ義歯で咬合挙上

症例の概要

患者　74歳の男性

　義歯不適合による咀嚼障害を訴えて来院．クラスプ義歯が沈下・位置移動を起こし，当初の設計から狂ってしまっている，典型的な義歯不適合による咀嚼障害と思われた.

症例の難易度

　Kennedy 分類　上顎 II 級1類，下顎 I 級

　Eichner 分類　B2

主訴

　咀嚼障害．安定的に噛める，動揺の少ない義歯を希望.

既往歴

　過去に何回も義歯を製作したが，硬いものが噛めず，無理に噛もうとすると，痛みがあったり，義歯がずれる感じがして，充分に噛めなかったとのこと.

現症

　中心咬合位で，下顎前歯が見えなくなることや，|2クラスプ部が不適合になっていること，|3を義歯製作後に抜歯した形跡があることから，当初の設計よりも，咬合高径の低下があることがほぼ確実で，咬合力が強いことは明らかと思われる.

　臼歯部は多少の骨吸収がみられ，動揺も認めるが，前歯部は歯周病的な問題も少なく，74歳にしては個々の歯の問題点は少ないように思える.

治療計画

　とにかく噛めるようにしてほしいという要望と，過去の経験からか，義歯に対する不信感のようなものが感じられたので，まず「コーヌスTEK（リムーバブルテンポラリーデンチャー＆ブリッジ）」で咬合状態・咀嚼機能の向上

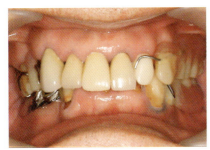

図5a　初診時. 中心咬合位.

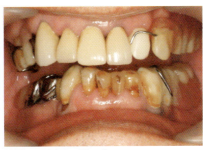

図5b　初診時. 開口位.

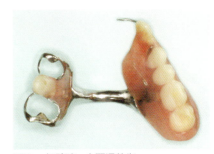

図5c　初診時. 上顎旧義歯.

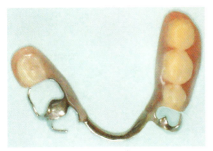

図5d　初診時. 下顎旧義歯.

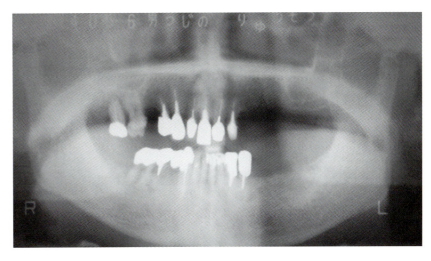

図5e　初診時パノラマエックス線写真.

を図り，信頼を得ることが必要と思われた．その信頼を得たのちならば，「コーヌス TEK」の延長線上であるコーヌステレスコープ義歯への同意も得られやすいだろうという計画で治療を開始することとした．

　この技法はこの症例の担当医（森本）が主唱しているもので，咬合挙上と暫間補綴を1ユニットのプロビジョナルレストレーションで実行できるメリットがある．しかし，通法に比べ残存歯の歯周マージンの安定性に問題がある．また，支台歯が生活歯の場合には適用できない．この技法には限界もあるが，臨床医にとっては1つのオプションとなる．

治療の実際

前処置

　通法どおり，可能な部分あるいは合理的と思われる部分からレジン TEK（プロビジョナルレストレーション）をつくり，それらレジン TEK 群を旧義歯と連結していくことにより，患者可撤性の全顎タイプの「コーヌス

TEK」を製作した．

　この症例では，根管処置や歯周処置の必要性が少なく，また「コーヌス TEK」化することにより，比較的早期に安定が得られた．また，患者本人のインテリジェンスが充分だったので，これも比較的早期に，コーヌステレスコープの有用性を理解していただけたと思われた．

　ただ，前医での支台歯形成は全顎の平行性を意識したものではなかったので，スーパーボンド＋レジンコアに

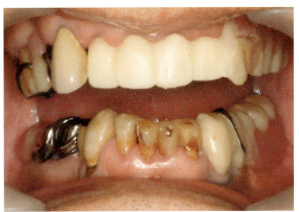

図5f　コーヌス TEK 化開始.

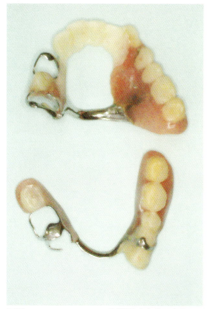

図5g　コーヌス TEK 化開始（咬合面観）.

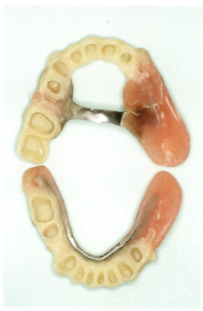

図5h　コーヌス TEK 化完了（裏面観）.

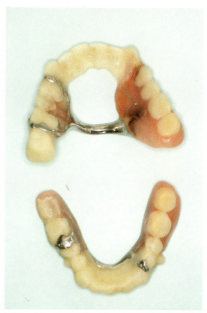

図5i　コーヌス TEK 化完了（咬合面観）.

図5j　内冠形成時.
図5k　内冠装着時.

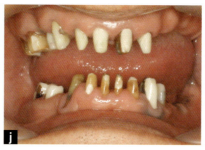

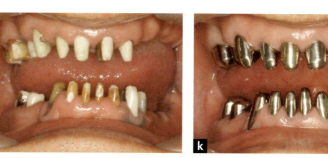

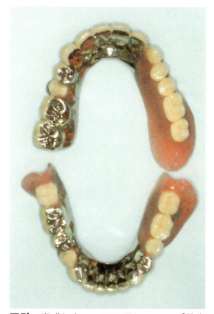

図5l　完成したコーヌステレスコープ義歯（咬合面観）.

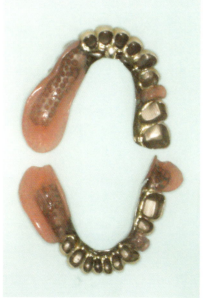

図5m　完成したコーヌステレスコープ義歯（裏面観）.

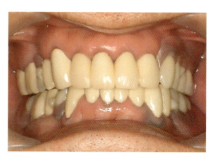

図5n　コーヌステレスコープ義歯装着.

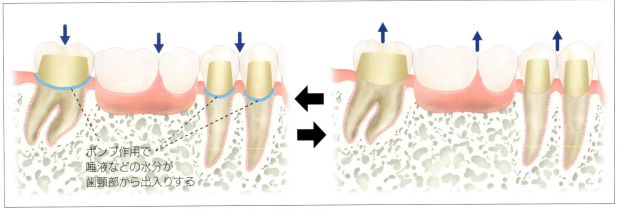

図5o　コーヌスTEK上下動による自浄性およびマッサージ効果の概念図.

ポンプ作用で
唾液などの水分が
歯頸部から出入りする

より，平行性を修正した.

咬合平面の回復・咬合高径の挙上のポイント

咬合高径は患者の顔貌を見て，また，補綴物の製作と合わせて決定した.

義歯設計の要点

咬合力は比較的強いと思われたが，旧義歯のパラタルバーに強い拒否感が感じられたことや，74歳という年齢から，想像を超えるような咬合力はかからないであろうと予測し，口蓋側や舌側の小さめのプレートによる補強で済ませることにした.

最終補綴物装着後の経過

通例どおり，最初の1〜2週間ほどは不安定感や違和感を訴えたが，3週間を過ぎる頃からはほとんど問題点はなく，4週間目で咬合調整を行って終了した.

コーヌスTEKの概要

コーヌスTEK（患者可撤式のコーヌスタイプのプロビジョナルレストレーション）は，歯周病・咬合崩壊・多数歯欠損といった歯科難症例に対して，歯の保存を図りながら咬合関係を再構築し，それを維持しながら最終補綴物の完成まで，咀嚼機能をはじめとする口腔機能を営ませるためのプロビジョナルレストレーションである.

歯科の常識的には，プロビジョナルレストレーションは仮着しておくものと思われているが，コーヌスTEKは患者可撤式である点が異なる.

仮着式のプロビジョナルレストレーションの最大の欠点は，不衛生さである.つまり，プロビジョナルレストレーションは，通常は即時重合レジンでつくられるために，強度を確保する必要上，歯間空隙の十分な確保が困難で，オーバーカウントゥアにもなりやすい.また，仮着材が歯間空隙やポンティック底面に残りやすく，清掃性を阻害し，大量の細菌の停留や繁殖を招きやすい.さらには即時重合レジン内部にも細菌が繁殖し得る.

そういったさまざまな面からの不衛生さから，長期にわたるプロビジョナルレストレーションの装着は，歯周病を悪化させたり，う蝕を誘発させたり，口臭の原因となったり，口内炎が起きやすくなるなど，さまざまな問題を引き起こしがちである.その結果，歯周組織の破壊が進んで歯の動揺が増大し，せっかく歯周治療や歯内療法などを行なって保存を図った歯を，治療完了前に抜歯せざるを得なくなることも起こり得る.

また，最終補綴物の完成にこぎ着けたとしても，仮着することによって起きている歯肉炎由来の滲出液や易出血性の問題で，補綴物のセメント合着が不完全にもなりやすい.

しかし，コーヌスTEK，すなわちプロビジョナルレストレーションを患者可撤性とすることによって，口腔内のブラッシングはもちろん，はずしたコーヌスTEKを義歯洗浄剤に浸漬しての滅菌・消毒や漂白を図ることもでき，通常のプロビジョナルレストレーションの欠点のほとんどは解消できる.つまり，仮着性のプロビジョナルレストレーションの最大の欠点である不衛生さを解消させ，歯の安定的な保存に大きく寄与させることがで

きるようになる.

　それに加えて，とくに重度歯周病の場合には，咬合力によってコーヌス TEK 自体がごくわずかに上下運動を起こし，ポンプ作用で唾液などの水分が歯頚部から出入りすることにより，メカニカルな自浄性がはたらくと思われる（**図5o**）. さらには，即時重合レジンが動くことによる歯肉のマッサージ効果も期待できる. このことは，コーヌス TEK をはずすことによってブラッシングが容易になるという，いわば受動的な特性だけではなく，咀嚼や会話をしているだけで自浄性だけでなくマッサージ効果もはたらくという，能動的な治療義歯としての特性も有しているといえると思われる.

　このことによって，コーヌス TEK を装着した患者のほとんどにおいて，歯肉の腫張や発赤はほぼ完全に解消される. 歯の動揺度もかなり改善され，良好な口腔状態を確保してから，最終補綴物（そのほとんどはコーヌステレスコープ）の製作に移ることが可能となる.

　なお，コーヌス TEK は，コーヌステレスコープ義歯やコーヌステレスコープブリッジの補綴前処置における中核的な手法であるが，**通常の合着式のクラウンやブリッジにおいても，少し操作は煩雑にはなるが，その補綴前処置としても活用できる**.

　以上のようなことから，長期の治療期間が必要な症例に対しては，コーヌス TEK は極めて有効な手法であると思われる.

コーヌス TEK の利点

歯周疾患に対して

　歯周病で歯の動揺度が大きい場合において，咬合力によってコーヌス TEK 自体が μm 単位の上下動を起こし，ポンプ作用が起きて唾液などの水分の出入りが起きることで，非常に効果的な自浄性が得られる. さらに，レジンの上下動によるマッサージ効果も期待できる. もちろん，患者可撤性であるので，日に数回，はずしてブラッシングを行うことで，固定性のプロビジョナルレストレーションにくらべて，比較にならないぐらい高い清掃性も確保される.

咬合関係の改善ツールとして

　咬合崩壊を起こしている症例，あるいは咬合関係の改善や咬合挙上が求められる症例に対して，コーヌス TEK は，顎関節や咀嚼筋群に過剰な負担を与えることなく，少しずつの修正を行うことができる. 症状を確認しながら少しずつの修正を繰り返すことができ，生理的な範囲内での顎位の改善ができるので，顎関節症様症状を起こすことが少ない. もしも異常な症状が出た場合でも，比較的容易に元の顎位に戻すことができる. さらに，**睡眠時などにはコーヌス TEK を外しておくことによって，神経筋機構の暴走を防ぎ，くいしばりなどを防止できる**ことで，咀嚼筋群や顎関節の安静が図れるので，顎関節症を起こすリスクが極めて低くなる（これはオーバーデンチャー一般にいえることと思われる）.

支台歯の保護と安定

　歯周治療や根管治療・支台築造などが完了した歯に対して，補綴処置の完了まで，過剰あるいは不適切な咬合力をかけることなく，安定的に保護できる.

審美性に対して

　コーヌステレスコープの適応症例は，多くの場合，難症例である. したがって，治療期間が長くなる傾向にあるので，治療期間中の審美性の確保という意味でも重要である.

最終補綴物としてのコーヌス義歯のプロトタイプ（原型）として

　コーヌス TEK の製作がほぼ完了すれば，それはすなわち，最終補綴物としてのコーヌス義歯やコーヌスブリッジの原型あるいは試作品としての意味をもつ. 形や大きさはもちろんのこと，バーやプレートといった違和感の原因となり得るものの位置や大きさ，さらには適切な顎位が得られているのかなど，さまざまな面からの情報が得られ，予知性の高い最終補綴物を製作することが可能となる. さらには，患者自身の意見や希望を聞き，できればコーヌス TEK をその方向に改変することによっても，実際にその意見や希望が正しいものであったのかどうかを検証することができ，患者満足度の高い最終補綴物を製作することができる.

コーヌス TEK の欠点

有髄歯の知覚問題

　有髄歯の場合には，冷水痛や温水痛が起きやすく，歯髄保護が問題となる．歯の表面を薬剤や合成樹脂などでコーティングしても，患者可撤式にする以上，こういった歯髄問題を完全に解消することは困難である．

　筆者の場合，歯髄を温存するのにこだわるならば，仮着するしかないと思っているが，仮着してしまえば歯周病などに対する利点がなくなってしまう．また，テレスコープ義歯の適応症は多くの場合は難症例で，有髄での支台歯の平行性確保が困難な場合が多い．さらに，最終補綴物装着後に強い歯髄症状が出た場合，内冠を削除しての治療とならざるを得ず，コーヌスクローネとして大きなマイナスとなるなどの観点から，抜髄をしてでもより高度なテレスコープ義歯を目指すことが多い．

5-6　症例6　低位咬合の全顎的な修復物を インプラント補綴で咬合挙上

症例の概要

患者　54歳，男性．

　以前から歯ぎしり，くいしばりによって補綴物の破損を繰り返してきたという．初診時，上下顎の補綴物の全顎に及ぶ破損が生じていた．低位咬合をともなう咀嚼障害を主訴に来院した．発音障害・審美障害に対する欲求が高く，インプラント治療による咬合再建を希望した．咬合挙上を行い，全顎的審美補綴を行った．

症例の難易度

　Kennedy 分類　下顎Ⅰ級

　Eichner 分類　B2

主訴

　被せ物がぐらぐらして食べ物が食べにくい．また，喋りづらく見た目も悪い．

既往歴

　40代前半に下顎両側大臼歯を抜歯した．その後，上顎前歯部の動揺と補綴物の破損を繰り返した．ブラキサーであることは本人も自覚している．

現症

　上顎は7654321|12347に根管治療が必要．|56は2次う蝕．下顎両側臼歯部が長期欠損しているので，対合歯の挺出を認める．咬合平面がいわゆる**アンチモンソンカーブ**を生じている．下顎は4|4に根管治療が必要．765|567は欠損している．低位咬合を呈し，発音・審美・咀嚼の障害を生じている．顎関節は異常なし．軽度の歯周病を認める（**図6a～d**）．

下顎顎堤の状態

　左右臼歯部の顎堤の吸収は軽度である．咬頭嵌合位でのデンチャースペースは極めて狭い．

治療計画

　歯周治療と要根管治療歯の根管処置を行い，上顎全顎のプロビジョナルレストレーションを装着した．これにより適切な咬合平面と前歯部リップサポートの確認を行った．低位咬合改善のため，下顎欠損部にインプラント治療を行い，バーティカルストップの獲得を図ることにした．

　全顎にプロビジョナルレストレーションを装着し，**挙上量をプラスアルファする方法により最適な顎位を決定**する．審美的要求改善のため，オールセラミックスを使用して補綴治療を行うことにした．

　インプラント上部構造は術者可撤性とし，ハイブリッド材料を使用する．術後，ナイトガード使用を義務づけることにする（咬合高径の設定の過程は CHAPTER 4 咬合挙上のフローを参照）．

治療の実際

前処置

　7654321|12347は根管治療を行った．そして，上顎へはプロビジョナルレストレーションを装着し，審美的な問題に対応すると同時に，上顎の咬合平面を設定す

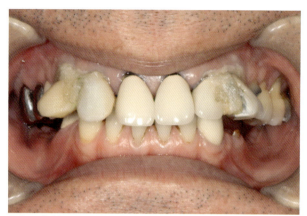

図6a　術前，咬頭嵌合位.

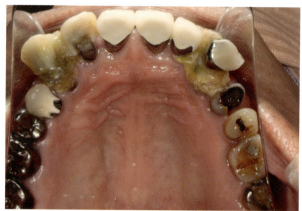

図6b　術前，上顎咬合面観.

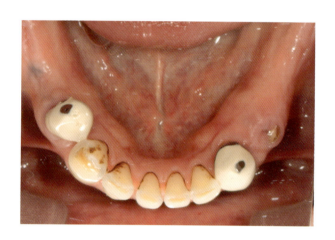

図6c　術前，下顎咬合面観.

るために利用した.

咬合平面の回復・咬合高径の挙上のポイント

　上顎の最終補綴を完了後，$\overline{65}|\overline{56}$にインプラント手術を行うことにした.

　低位咬合であると検査・診断されたため，上顎歯列の補綴治療終了後，下顎歯列のインプラントを含めた治療時に，咬合挙上を実施することにした.

　下顎のインプラントのプロビジョナルレストレーションを使用し，旧咬頭嵌合位より4 mm挙上し，およそ4週の経過を見定めて，下顎の最終補綴を行うことにした.

補綴設計の要点

　下顎臼歯欠損部は，術者可徹性のインプラント上部構造にした．くいしばりが強く，補綴物の破損時に対応するためである.

　天然歯の補綴は，審美的な希望から，すべてオールセラミック修復とした.

最終補綴物装着後の経過

　発音障害，審美障害，咀嚼障害とも改善され，順調である．ナイトガードの装着も遵守されている（**図6g〜p**）.

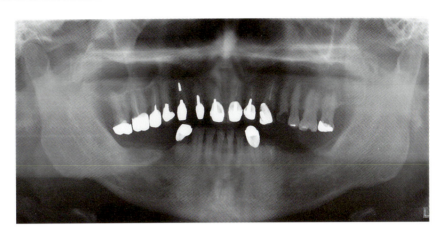

図6d 術前，パノラマエックス線写真.

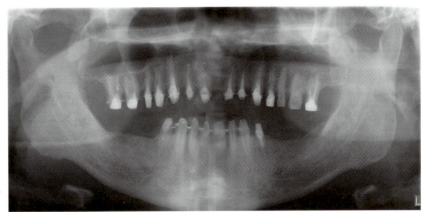

図6e 術中，上顎プロビジョナルレストレーション装着時のパノラマエックス線写真.

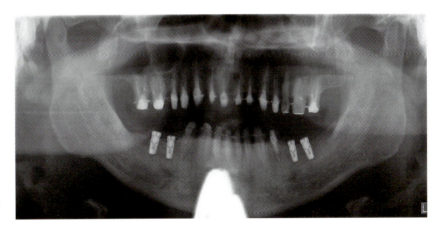

図6f 術中，下顎臼歯インプラント植立後，咬合挙上中のパノラマエックス線写真.

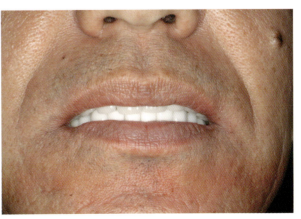

図6g 術後，正面観.

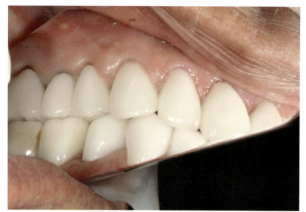

図6h　術後，右側側方面観．

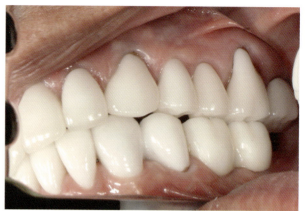

図6i　術後，左側側方面観．

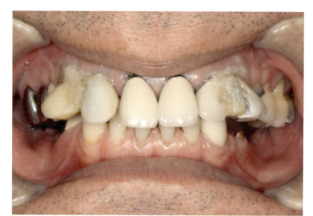

図6j　術前，咬合挙上前．

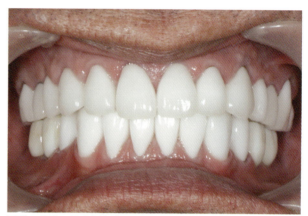

図6k　術後，咬合挙上後．

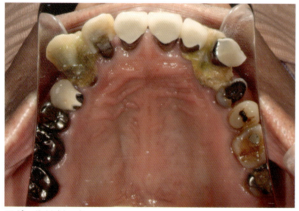

図6l　術前（上顎）．

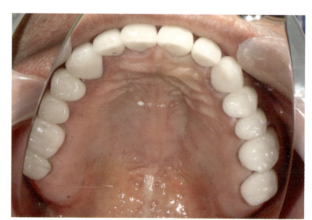

図6m　術後（上顎）．

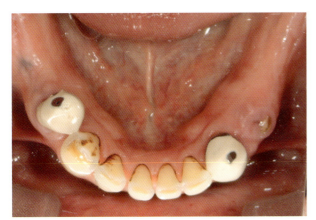

図6n　術前（下顎）.

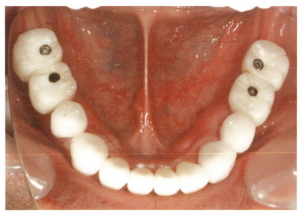

図6o　術前（下顎）.

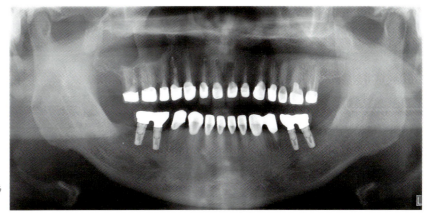

図6p　咬合挙上後，最終補綴完了後のパノラマエックス線写真.

PART 3

咬合高径・咬合平面の
回復の難症例

難症例・すれ違い咬合への対応

　上下顎の歯列に欠損を生じているが，残存歯で咬頭嵌合位が保持され，咬合高径がとにかく残っている症例の欠損補綴治療では，その咬合高径をそのまま温存する．ただその多くは，現状の咬合高径が低位となっているため，咬合高径を回復させて，最終的な補綴治療時の咬合高径とすることが多い．

　しかし残存歯があっても，歯列欠損部の分布によっては，上下歯列の咬合接触関係のない症例がある．このように咬合がすれ違っているような欠損症例は「すれ違い咬合」症例とよばれ，欠損補綴治療を行う場合，難症例となりがちな要素が含まれている．難症例となりやすい理由は，上下顎の残存歯が相互に欠損部へ，また，そこに構築された人工歯列・有床部へ咬みこむことから，義歯の安定が困難となるからである．なお，この欠損型の症例としての難易度に着目し，「すれ違い咬合」と命名したのは鶴見大学の故・尾花甚一教授であったことは覚えておきたい．

6-1　すれ違い咬合の位置づけ

　「すれ違い咬合」の歯列欠損には，上下顎で前後的にすれ違う場合（**図1, 2**），左右的にすれ違う場合（**図3**），さらにはこれらの組み合わせの病態がある（**図4a, b**）．

　主に咬合支持の安定性と歯列欠損状態とを組み合わせて欠損歯列の治療困難度が表現できる「咬合三角」という概念が宮地により発表され，実践されている．これは，歯列欠損の病態を単に欠損歯数の多少，中間欠損，遊離端欠損というような，いわば二次元的な展開にとどまらず，「咬合支持」の概念による欠損歯列の分類であるEichner の分類（**図5**）をさらに進化させ，「上下2歯が1

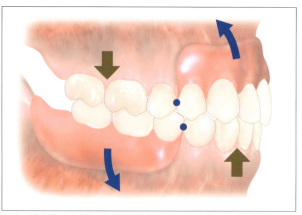

図1　前後的すれ違い症例の模式図．＊細井紀雄・川和忠治・平井敏博・五十嵐順正・編．カラーアトラス咬合咀嚼障害の臨床．医歯薬出版，2001．より引用・改変

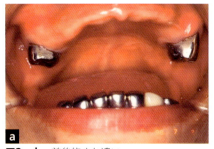

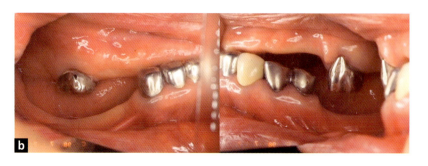

図2a, b　前後的すれ違い．

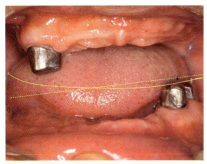

図3　左右的なすれ違い.

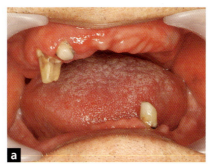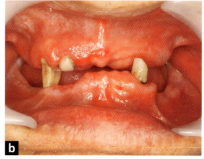

図4a, b　前後的・左右的なすれ違いの組み合わせ.

か所の咬合接触を営む場合に咬合支持が生じていると規定し，健全歯列上下28歯が最大14か所の咬合接触点を生じる」とし，歯列の歯数と咬合支持点の多少により

欠損歯列を三次元的に分類したものである（**図6**）.

　これによると，すれ違い咬合は「咬合が崩壊している」というカテゴリーに分類され，欠損歯列の補綴治療のな

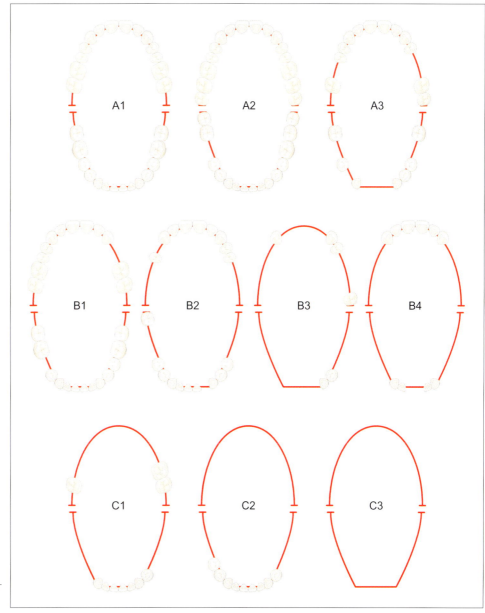

図5　Eichner の分類.
C1 がすれ違い，B3〜B4 はすれ違い目前ということになる.

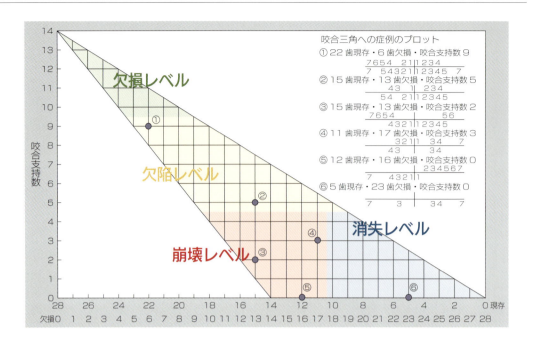

図6　宮地の咬合三角.

かではもっとも困難な対応が想定される歯列欠損の病態
として記載される.

　また，Cummer による咬合支持を基準とした欠損歯

列の分類は，すれ違い咬合症例の病態，さらに咬合採得
を考えるうえで有効な考え方である（**図7**）.

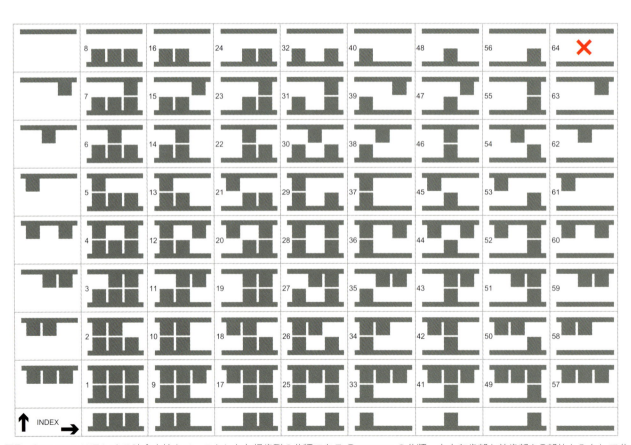

図7　Cummer WE による咬合支持をベースとした欠損歯列の分類である Cummer の分類．左右臼歯部と前歯部を3部位とみなして分類している．1は上下有歯顎，64は上下無歯顎で，1～64の間でさまざまな咬合関係が考えられる.

6-2 すれ違い咬合での義歯の支持

　すれ違い咬合の場合，すべての症例で支持様式は，支台歯と顎粘膜による混合支持となる．どちらの要素が優位となるかは，欠損型，欠損部顎堤の被圧変位性，炎症の有無などにより決定され，設計により双方の支持要素をどの程度の連結強さで結ぶかを術者が決定する．欠損補綴におけるパーシャルデンチャーの設計は，咬合接触の回復という義歯の目的から見て，すべての症例で同一のリジッドサポートが望まれるが，これは遊離端義歯の設計についての基本原則でもある．

　すれ違い咬合の場合には，遊離端義歯での基本対応に加え，咬合支持に対する対応をさらに重視する設計が必要となる．

　支台歯と顎粘膜により得られる混合支持様式の安定とは「義歯人工歯列が咬合圧を受け，種々の方向に三次元的に動揺するのを，支台歯と欠損部顎堤上の有床部によって可能な限り抑制し，人工歯列上の咬合接触が可及的に天然歯列と大差ない変位性となる」ことを実現しなければならない．

　しかし，すれ違い咬合の場合，とくにクラスプデンチャーでの対応ではおのずと限界がある．その理由は，強固な「連結強度」が得られず，完全なリジッドサポートは実現できないからである．

　人は欠損が生じたからといって咀嚼習慣を容易に変えようとすることはできず，元の習慣で咀嚼を営む．その結果，**すれ違い咬合では上下顎の欠損部への相互回転・沈下が多くの場合に生じてしまう**．これにより，欠損部の特異的な顎堤吸収が生じ，これが義歯床の安定を阻害する因子となるのである．

　したがって，すれ違い咬合における基本的命題は，「**支台歯と欠損部顎堤に求める支持をどのように安定させるか**」ということに尽きる．**支持**を十分に付与するため，義歯の横揺れ防止を担う**把持**作用を十分に付与し，さらに**維持**を設定することが必要である．

　つまり，すれ違い咬合におけるパーシャルデンチャーの設計は，簡単な（単純な）欠損型における設計を，より厳格に行うということに尽きる．また，今後は症例によってインプラント補綴で対応する場合も増加してくると思われるが，いずれにしても義歯の支持を十分図ることが肝要である．

6-3 義歯の安定をどう求めるか？

義歯の隣接支台歯の有効活用と保護

　義歯の安定を求めるには，すれ違い咬合状態となる部位の有床部の安定を図るために**隣接支台歯を有効利用すること**と，**その保護を同時に実現**させることが重要である．さらに，欠損部顎堤上の有床部については，機能印象採得により可動軟組織との境界まで辺縁形成を確実に行い，大きく拡大させ，十分支持を獲得する．症例によっては義歯床による把持も十分求める．

　残存歯部に歯冠修復が必要な場合，この修復を単独に行って欠損部のみをパーシャルデンチャーとする設計では，義歯部が動く影響で，いずれ補綴装置自体が破損するか，その支台歯が破折・離脱することもある．したがって，条件の悪い症例では支台歯はすべて義歯に含めて1ユニットの設計となるテレスコープ義歯のほうが症例の予後良好を見込めて望ましい．

　しかし，いずれの場合も定期的な経過観察時に，とくに**顎粘膜支持の有効性について検査・対応する**ことを忘れてはならず，義歯の動揺を検査し，評価・対応する（**表1，2，図8a〜c**）．

表1　経過観察から学ぶこと.

経過観察による所見	■成功か・不成功か？
後ろ向き研究（臨床現場での経過観察を含む）	■これらの集積により特定の臨床技法の評価づけが可能 ■臨床結果を次の臨床に活用できる ■漫然と臨床を行ってはならない ■長期維持管理の重要性

表2　義歯の動揺の評価.

義歯の動揺の評価	対応	
動揺なし【動揺0】	何もしない	
正常な動揺【動揺1】（触診で知覚）	経過をみる	
過剰な動揺【動揺2】（視診で知覚）	リライニング（咬合させてはならない）	直接リライニング マイルドリベロン DIL（ディル） リライニング時にレスト・外冠を過重する. 咬合調整
異常な動揺【動揺3】（咬合時に動揺）	リライニング	直接リライニング マイルドリベロン DIL（ディル） リライニング時にレスト・外冠を過重する. 咬合調整

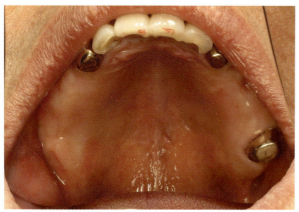

図8a　義歯の動揺の検査法①　視診による床下粘膜の検査.

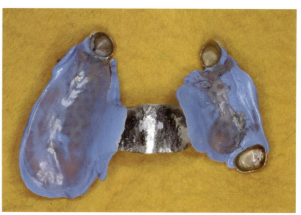

図8b　義歯の動揺の検査法②　フィットチェッカーなどの適用.

図8c　義歯の動揺の検査法③　触診による動揺検査. 手指圧による検査. 欠損部を間欠的に過重して義歯床の動揺と支台歯の動揺を触知する.

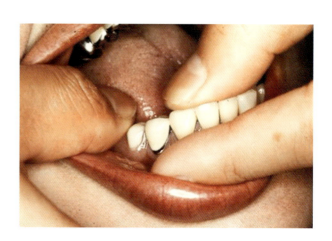

残存支台歯の有効利用を図るということは，支台歯の構造強さに応じた支持要素・連結強度を同時に実現させるための，レスト設定と把持要素を与えることにより，より的確に，永続的に下顎位を回復する設計を行うことである．

支台歯が健全な場合は，明確な支持・把持を求めるため，筆者は好んでテレスコープ義歯の設計を行う．

もしクラスプ義歯を適用する場合には，前処置により支台歯をクラウンとし，積極的に義歯安定要素の付与を行う．つまり，最終的に設計される義歯の安定に寄与するように，支台歯に支持・把持・維持要素を適切に付与する．これは，同一の症例をテレスコープ義歯として補綴するより，煩雑かつ煩瑣な処置を必要とすることを忘れてはならない．

経過観察でのポイント

経過観察ではとくに義歯床下の顎堤の吸収に配慮し，かなり頻繁にリコール（歯周病患者は3か月に1回，う蝕患者は6か月に1回ほど）を行い，とくに上顎顎堤粘膜が肥厚しないように，早めにティッシュコンディショニングとリラインを行う．このため，義歯構造は原則としてスケルトン型のレジン床の設計が適切である．近年登場した遅延硬化型リライニング材の「dynamic impression liner DIL（ディル）」（亀水化学工業）は，ティッシュコンディショニングからリラインに直接移行でき，臨床的にすぐれたものもあり，臨床現場で重用している．

6-4　**症例1　前後・左右複合型すれ違い症例を，上顎はテレスコープ義歯，下顎はクラスプ義歯で対応**

症例の難易度

Kennedy分類　上顎Ⅱ級，下顎Ⅱ級1類

Eichner分類　C1

症例の概要

患者は80歳，女性．上顎の臼歯少数歯残存と，下顎のKennedy分類Ⅱ級1類欠損の症例で，残存歯による咬合接触はない．上顎義歯の不安定をテレスコープ支台装置の適用と義歯床の付与により改善し，咀嚼機能を回復した．

主訴

上顎義歯が不安定で噛みづらい．

既往歴

40歳代から歯周疾患で歯の欠損が生じたという．現在の義歯は2年前に近医にて治療してもらったもので，上顎は全部冠支台歯にフルプレートのクラスプ金属床義歯，下顎はレジン床義歯で治療してもらったが，上顎義

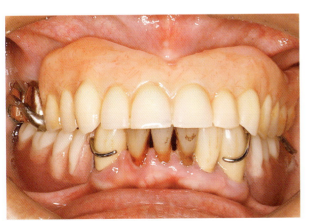

図9a　治療前．長年使用されて変色した義歯が装着されていた．

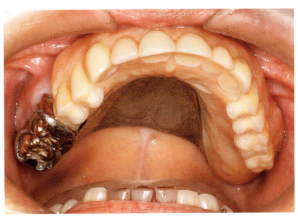

図9b　上顎義歯は金属床で大臼歯2歯を支台歯としていた．下顎前歯の突き上げで，義歯人工歯の咬耗は著しい．上顎右側クラスプは外れている．

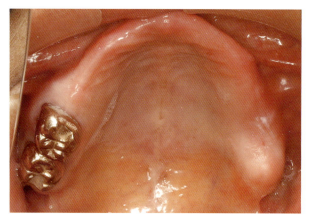

図9c　上顎前歯部顎堤はややフラビーガムであった.

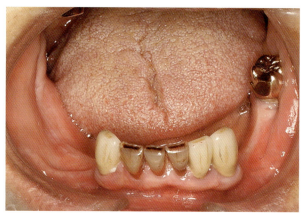

図9d　下顎欠損はKennedy分類Ⅱ級1類で，支台歯と顎堤は正常であった.

歯の動きが気になり，上顎顎堤がブヨブヨになってきたという.

現症

　上顎の残存歯は<u>7|6</u>の2歯で，支台歯の動揺，プロービングデプス，エックス線による歯冠 - 歯根比などの検査は正常である．両歯とも根管治療後の失活歯で，連結クラウンで修復されている.

　上顎欠損部顎堤の状態は，前方部でややフラビーガムであるが，ティッシュコンディショニングで治癒する程度と思われる（**図9c**）.

　下顎の残存歯は<u>3|3 7</u>で<u>|7</u>は全部冠で修復されている．残存歯の状態は正常である（**図9d**）.

治療計画

　上顎は欠損の状態からみてテレスコープ義歯による補綴，下顎は標準的なクラスプ義歯による治療を計画した.

前処置

　上顎欠損部顎堤前方部の被圧変位性が過剰でフラビー

になりつつある部位が認められるため，現義歯を用いてティッシュコンディショニングすることにした.

咬合平面の回復・咬合高径の挙上のポイント

　下顎安静位を基準とした通法にしたがって咬合高径を設定した．咬合挙上は行っていない．咬合平面は，全部床義歯の設定基準と同様とした.

義歯製作のポイント

　上顎は<u>7|6</u>の全部冠を除去のうえ，暫間冠とし，現義歯を適合させ，あわせて顎堤のティッシュコンディショニングを行った．<u>7|6</u>にはテレスコープ内・外冠を設定し，外冠からスケルトン型維持格子を出し，レジン床義歯の補強を行った．義歯は口蓋部を無口蓋型とすることで装着感に配慮した（**図9e〜g**）.

　下顎は標準的なKennedy分類Ⅱ級1類のRPPA（Rest bi-Proximal Plates Aker's ＊五十嵐順正．パーシャルデンチャー成功のための設計3原則　動かない 汚さない 壊れない．東京：クインテッセンス出版，2015．に

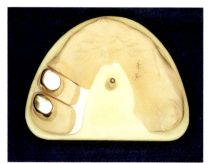

図9e　右側大臼歯2歯をテレスコープ義歯の支台装置とした.

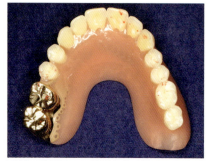

図9f　義歯は，口蓋部を広く除去した床形態で十分機能できる.

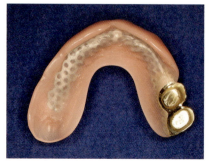

図9g　上顎義歯は，スケルトン型のレジン床とした.

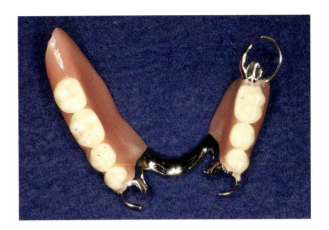

図9h 下顎義歯は，標準的なRPPA(Rest bi-Proximal Plates Aker's)義歯とした.

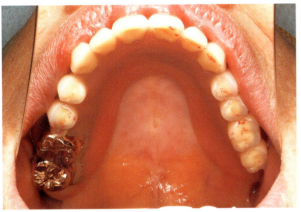

図9i 上顎に義歯を装着.

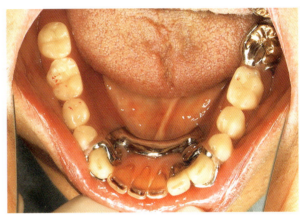

図9j 下顎に義歯を装着.

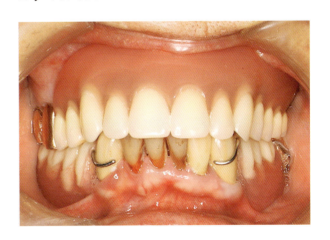

図9k 上下義歯が装着されたところ.

詳細あり)義歯を設計した.

　上顎義歯の機能時の安定が問題となることから，上下義歯にはグループファンクション型の側方運動を付与した(**図9h〜k**).

症例の経過

　装着当初より患者の満足を得た．とくに，上顎口蓋部に床が存在しないことは大いに満足された．症状が安定しており，6か月ごとの経過観察を6年続けている．

6-5 症例2　すれ違い咬合一歩手前の症例を 上顎は All on 4インプラントフルブリッジ，下顎はインプラントで対応

症例の難易度

Kennedy 分類　上顎Ⅳ級，下顎Ⅰ級

Eichner 分類　B3→ほとんど C1

症例の概要

患者は47歳の女性．5年前，他医院にて全顎補綴治療を完了．上顎前歯に自発痛を感じ，当医院を受診．低位咬合であり，ブラキサーであった．

エックス線診断の結果，1|1 の破折を認めた．患者は通常の可撤性義歯による補綴治療を希望しなかった．インプラントによる治療を行う過程で**プロビジョナルレストレーションを使用しながら咬合挙上をはかり**，全顎的補綴治療を行った．

主訴

上の前歯が腫れて，噛むと痛みがある．

既往歴

40代前半より上下顎臼歯が破折し，抜歯処置を行った．その後，部分床義歯を装着していた．

5年ほど前に全顎的補綴治療を受けた．

上顎はクロスアーチフルアンカードブリッジを装着（**図10a₁**）．下顎はマグネットアタッチメントを使用した部分床義歯による治療を受けた（**図10a₂**）．全身的な既往はない．

現症

上顎は7|1，|17のみが残存，クロスアーチフルブリッ

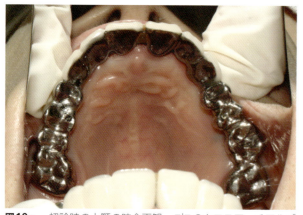

図10a₁　初診時の上顎の咬合面観．7|7 のクロスアーチフルブリッジが装着されている．

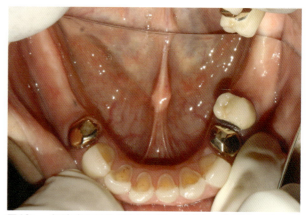

図10a₂　初診時の下顎の咬合面観．4|4 のマグネットアタッチメント使用の部分床義歯だったが，不適合のため使用していなかった．

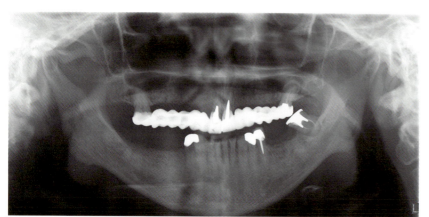

図10b　左右臼歯のバーティカルストップが消失しているため，低位咬合を生じている．

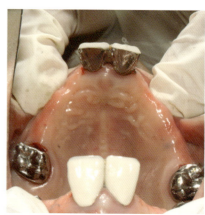

図10c　7|1|17支台のみのブリッジが装着されていた．

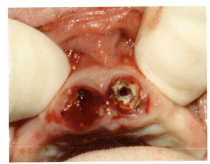

図10d₁　1|1の歯牙破折を認める.

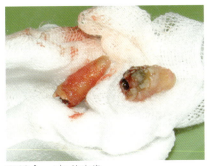

図10d₂　1|1抜去歯.

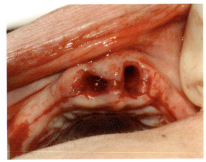

図10d₃　all on 4インプラント手術の切開.

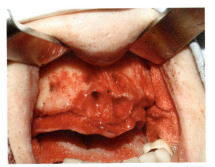

図10d₄　全層弁剥離像, 垂直的・水平的骨吸収が生じている.

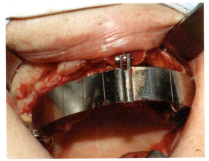

図10d₅　サージカルガイドの装着.

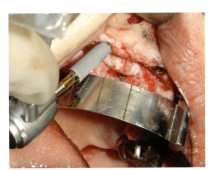

図10d₆　インプラントの植立手術.

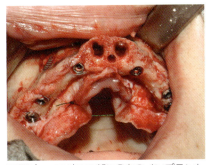

図10d₇　652|256部に6本のインプラントを植立した.

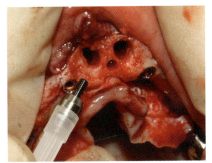

図10d₈　アバットメント装着.

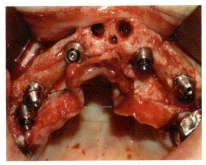

図10d₉　マルチユニットアバットメントを装着時.

ジが装着されている. エックス線写真検査の結果, 1|1に歯の破折を認め, 主訴の原因となっている. 上顎のブリッジの動揺度はⅡ度, 下顎は765|, |67が欠損. 4|4はマグネットアタッチメント装着の根面板で, 欠損部は部分床義歯が装着されていた. |123, 321|は唇側にポーセレンラミネートベニアにて審美修復が行われていた. |8は根面板, |4はメタルセラミッククラウンにて補綴されていた. 咬合支持は左側大臼歯でかろうじて存在するが, 低位咬合を認め, クレンチングを本人も自覚している.

|7, |4, |5は感染根管処置歯が必要で, 顎関節に異常

は認めない.

顎堤の状態

上顎顎堤は432|234にかけて中程度の垂直的骨吸収および, 頬側より中程度の水平的骨吸収を呈していた.

下顎顎堤は, 765|56にかけて軽度の垂直的骨吸収と頬側より軽度の水平的骨吸収を呈していた.

治療計画

患者は部分床義歯の使用を希望しなかった. そのため, 上顎のエックス線所見を踏まえて All on 4システムによるインプラント治療を上顎欠損補綴に適用した.

下顎欠損部もインプラント補綴を適用した. 低位咬合

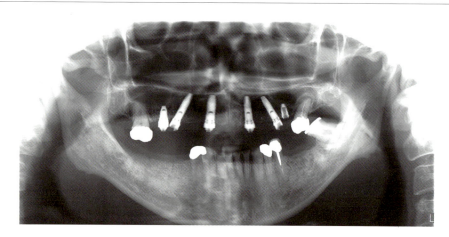

図10e　術直後のパノラマエックス線写真.

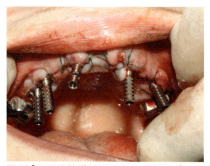

図10f　即時荷重補綴のための印象ポストを装着した.

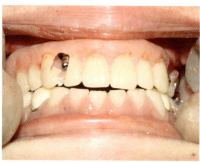

図10g　即時荷重用の上部構造を試適.

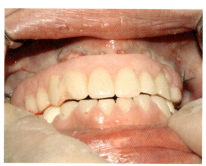

図10h　即時荷重上部構造を装着時.

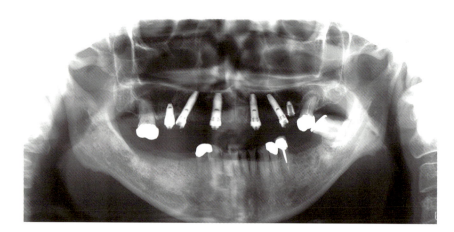

図10i　咬合挙上前.

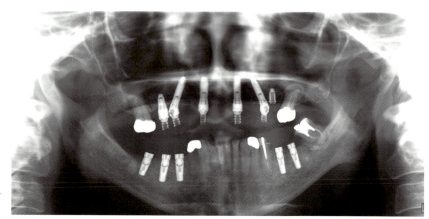

図10j　プロビジョナルレストレーションを使用し，咬合挙上を図った.

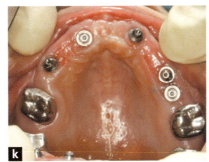
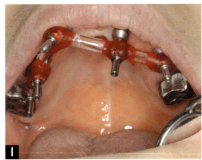

図10k　最終印象時の口腔内写真.
図10l　上顎 all on 4上部構造の最終印象.

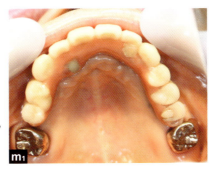
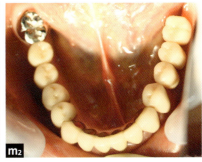

図10m₁　上下顎ファイナルレストレーション
終了時．上顎咬合面観.
図10m₂　下顎咬合面観.

であるため，インプラント治療の過程で，上下のプロビ
ジョナルレストレーションを使用する際に，咬合挙上を
図ることとした．**咬合挙上は経時的に挙上量をプラスア
ルファする方法を取り入れた**．プロビジョナルレスト
レーションは発音・審美的要因改善を図るためにも活用
した.

　適切な咬合挙上確認後，最終補綴の装着を行って咬合
の安定を図ることとした.

　最終補綴後にはナイトガードの装着を義務づけること
とした.

前処置

　上顎には all-on-4システムによるインプラント治療

を計画した．したがって，**即時荷重が可能な場合に使用
する上部構造の印象採得と，初診時の咬合高径と同じ顎
位での咬合獲得をはじめに行い，咬合挙上に備えた**．ま
た，全顎的歯周治療を行った.

咬合平面の回復・咬合高径の挙上のポイント

　上顎 all-on-4の上部構造を使用し，咬合平面の適正
化を行った．下顎も $\overline{765}|\overline{56}$ にインプラント治療を行い，
プロビジョナルレストレーションを装着し（**図10j**），**挙
上量をプラスアルファする方法にて咬合挙上を行った**.

　**最終補綴治療は，旧咬頭嵌合位より4mm挙上され
た位置**で行った.

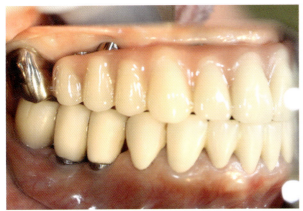
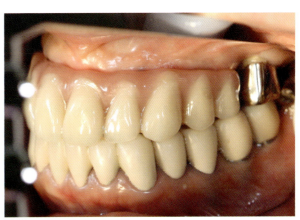

図10n₁　最終補綴装着．咬頭嵌合位．右側側方面観.
図10n₂　同，左側側方面観.

症例の経過

　咬合高径の改善により審美性が改善し，患者の満足度は高まった．

　また，デンタルIQが向上し，ナイトガード装着と定期検診のため，術後7年間来院を継続している．

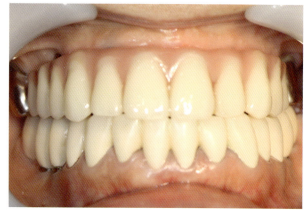

図10o　最終補綴物を装着．咬頭嵌合位．正面観．

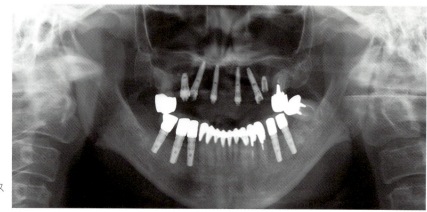

図10p　咬合挙上完了時のパノラマエックス線写真．

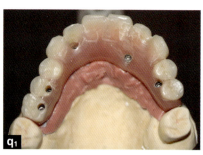

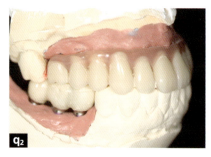

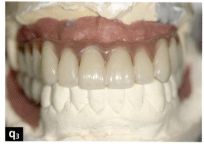

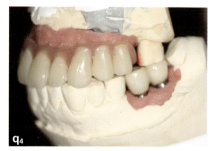

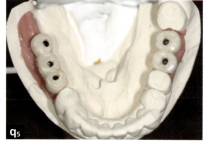

図10q₁〜q₅　咬合器上で咬合高径の挙上を検討し，設定，付与する．上顎は，all on 4の最初の補綴物にて咬合平面・リップサポートを回復した．下顎は，インプラント上のプロビジョナルレストレーションを使用して咬合挙上を行った．

CHAPTER 7

調節性咬合器の臨床での利用

　近年，日常臨床においてもデジタル機器の進歩により，口腔内で光学印象をとり，咬合器の使用が不要となるような修復物も利用されるようになった．しかし，咬合高径を検討・変更することが必要な症例に関し，全顎にわたるような大型の補綴装置となると，やはり従来型の間接法で補綴装置の設計・製作にあたらねばならないのが現状である．

7-1　調節性咬合器の利用価値

　通常，咬合器に直接触れるのは歯科技工士で，ときにはでき上がった装置が外来へ提供されるときには，すでに咬合器から外されていることも多い．

　咬合器については，学生時代に大学側からいわれて高価な調節性のものを購入し，実習で2〜3回使用したきりで，臨床医になった今は戸棚の奥に学生時代そのままの模型が装着されたまましまわれているか，すでに転売しているかという読者も多いのではと思う．それでも，学生時代に一度でも調節性咬合器に触れる機会をもった

先生方は幸せなほうで，多くの国立大学では学生もあるいは補綴外来の医員ですら，いまだに咬合器といえばほとんど平均値咬合器しか用いていないのが現状である．それは，真に調節性咬合器によらねば解決できない症例を経験していないか，症例に遭遇しても咬合器の必要性を認識できないままに症例に対応しているからだと思われる．もし，手元に学生時代の調節性咬合器をお持ちだが，使用法がいまひとつという先生がおられたら，このCHAPTERをお読みになってご理解いただくか，それでも明らかとならなければ著者までご一報いただければ対応をご一緒に考えたいと思う．

　多くの臨床症例でおそらくその8割がたは「平均値」咬合器の適用で事足りるものである．これは筆者の先輩の故・林都志夫教授もいわれていた（後述）．しかし，本書で取り上げたCHAPTER 1〜6の咬合平面・咬合高径の再構成が必要な「咬合崩壊症例」の検査・診断・治療には，少なくとも**半調節性咬合器**の機能を十分利用しなければ的確に臨床にあたることができない．

アンテリアガイダンス・ポステリアガイダンス

全顎に及ぶ，歯周治療後のブリッジ治療・咬合平面の

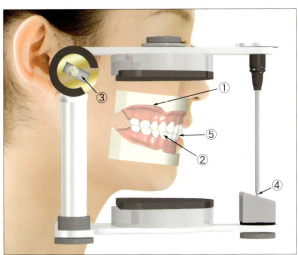

図1　生体の咬合関係と咬合器のアナログ（相同性）．①上顎（模型），②下顎（模型），③顎関節咬合器関節部（後方誘導要素），④咬合器の切歯誘導（前方誘導要素），⑤前歯誘導．

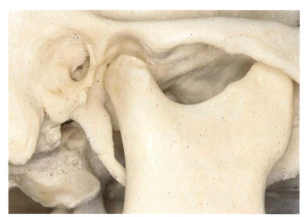

図2a　関節顆頭位（咬頭嵌合位）の骨標本.

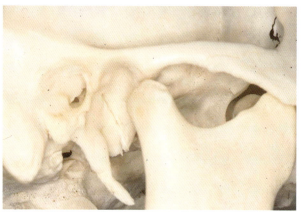

図2b　関節顆頭位（下顎前方位）の骨標本.

是正・咬合挙上など，欠損補綴治療が全顎にわたり，とくに上顎前歯・臼歯ともに歯冠修復・欠損補綴する症例では，患者に合ったアンテリアガイダンスを設計・付与することは必須である．アンテリアガイダンスの付与は，通常のポステリアガイダンス（顆路調整）に加え，前方の誘導要素を生体情報として咬合器に再現することで，歯科医師側の治療行為の一環である．

　「支台歯形成，印象採得，咬合採得が終われば，後は歯科技工士の仕事」ではすまないのが，「生体情報のトランスファー」である．咬合採得時に担当医が行う情報収集・記録の内容は，その後の修復・補綴治療の「生体適合性」に影響する．「患者固有の咬合に適合した修復・補綴装置による咬合の確立」を求めることで咬合調整量が少なく，生体に受け入れられやすい装置が得られ，短時間で「咬合調整」でき，患者の慣れもスムースとなる．つまり，この生体情報のトランスファーの段階での精度が，最終装着時の補綴装置の精度，装着の的確さにつながることになる．

　頭蓋の中の上下歯列という状況を再現できる調節性咬合器によらなければ，補綴装置の製作だけではなく，頭蓋と**咬合平面・咬合湾曲の関係**の検査・診断・構築は困難となるだろう．また，**下顎運動にあった咬合挙上**の検査・診断，新たな下顎位の付与も難しい．

　上記の治療を実施するには，少なくとも半調節性咬合器を用い，最終修復・補綴装置の通常のポステリアガイダンスの調節に加え，アンテリアガイダンスを設定・付与することが必要である（**図1，2**）.

7-2　臨床現場で調節性咬合器を使う場面とは？

修復・補綴装置を間接法で製作する場合

　修復・補綴装置の製作・調整するほとんどの症例で，平均値咬合器の適用で80％程度は問題ない（ただし，咬合器での咬頭嵌合位の再現は必須である）．「臨床実感として80％の症例は平均値咬合器による調製で可」と故・林都志夫教授は退職記念講演：「顎は歯が動かす」（1977年頃）で発言している．

　しかし，**全顎修復・補綴治療で前方誘導要素（アンテリアガイダンス）を再構築しなければならない症例では，少なくとも半調節性咬合器の利用に慣れておきたい**.

検査・診断の場合

　「歯列欠損にともなう顎口腔系の変化」についてはCHAPTER 1で見たところだが，顎口腔系は以下のように変化することがある．
①個々の歯・歯列の位置の乱れ

②咬合位の低下，咬合高径（VOD）の減少

③咬合平面の大きな乱れ

　頭蓋をシミュレートする半調節性咬合器上ならば，これらの咬合湾曲（平面），下顎位，下顎滑走運動の状況を検査・診断することが可能となる．

　臨床では，以下の検査・診断・治療がある．

①**咬合接触**の不正，**咬合平面**の修正・設定

②咬合再構成時での**咬合挙上**の必要性の診断，**咬合挙上量**の設定

③**咬合平面**の検査・分析・付与

　これらの過程すべてに，半調節性咬合器の適用がかかわってくる．

7-3　咬合器システムの選択

Hanau　システム

　Hanau　システムには現在，

① Hanau 咬合器 H20（96-H2）：顆路は直線（**図4**）

② Hanau ワイドビュー咬合器（183-2）：顆路は直線（**図7, 8**）

③ Hanau モジュラー咬合器（190）：顆路は曲線（**図9, 10**）

　の3種が市販されている．①は顆頭球が咬合器上部にあるコンダイラー型，②③は顆頭球が咬合器下部にあるアルコン型である．いずれも価格は13万円超というところであるが，臨床的には②または③のアルコン型咬合器が使いやすい．なお②と③は，いずれもスロットアルコン型で咬頭嵌合位は安定して再現性があるが，相違点は，顆路の再現は②は直線，③は生体の顆路に類似した平均値的な曲線となっている．

　咬合平面分析に関しては，①〜③のどれも Broadrick 咬合平面分析装置（オクルーザルプレーンアナライザー）が5万円程度で別にあり，これらの咬合器に適用できる（**図11〜14**）．したがって，手持ちの咬合器がHanau であれば，必要なものを（株）モリタのデンタルプラザの電子カタログなどで探せばよい．必要な**周辺機材が豊富**で発展性がある．

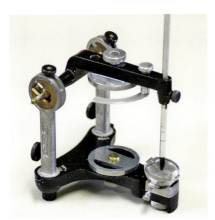

図4　condylar 型咬合器「Hanau H20」．

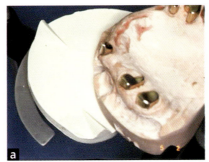

図5a　condylar 型咬合器での顆路調整．

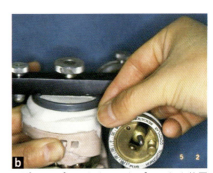

図5b　スプリットキャストプレートを使用して間隙最小時の矢状顆路を求める．

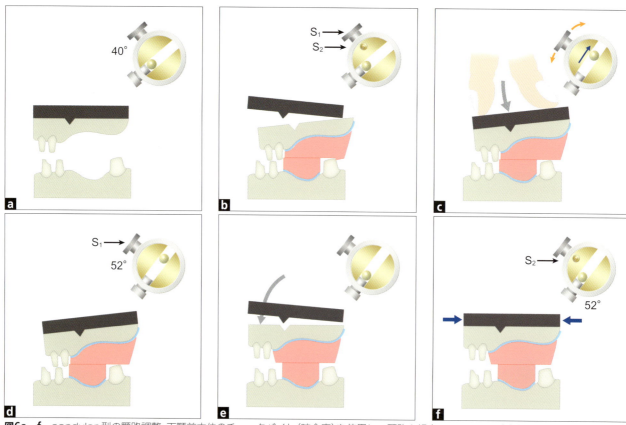

図6a～f　condylar 型の顆路調整. 下顎前方位のチェックバイト（咬合床）を使用して顆路を規定. condylar 型咬合器の調節は煩雑である. **a**：初期設定. **b**：前方位チェックバイトを介在させると, スプリットキャストに間隙を生じる. **c**：スプリットキャストの間隙をなくすように, 矢状・顆路調節機構を調整. **d**：52°でスプリットキャストの間隙はなくなった. **e**：52°でスプリットキャストの間隙はない. **f**：矢状顆路角の設定終了. ＊ Korber KH. Konuskronen. Heidelburg: Hüthig, 1983: 310. より引用・改変.

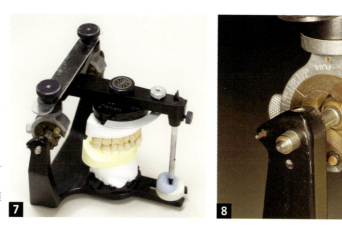

図7　arcon 型咬合器「Hanau ワイドビュー 183-2」（ウィップミックス, モリタ）.
図8　「ワイドビュー」咬合器の顆路再現は, 直線のスロット型.

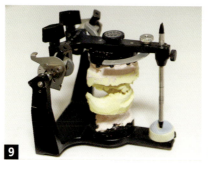

図9　arcon 型咬合器「Hanau モジュラー 190」（ウィップミックス, モリタ）.
図10　「モジュラー」咬合器の顆路再現は, 曲線のスロット型.

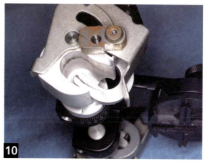

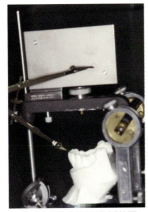

図11　「Hanau H2」上咬合平面分析装置.

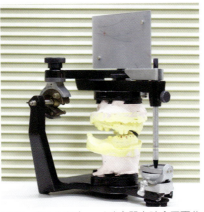

図12　「ワイドビュー」咬合器上咬合平面分析装置.

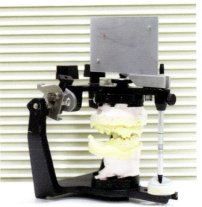

図13　「モジュラー」咬合器上咬合平面分析装置.

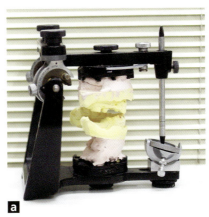

図14a, b　「ワイドビュー」咬合器（**a**）と「モジュラー」咬合器（**b**）の寸法比較.

Denar システム

　現行の Denar 咬合器は Hanau の3種に比べ，かなり高額（30万円くらい）であるにもかかわらず，**周辺機材に乏しい**．Broadrick 咬合平面分析装置は7万円程度でスマートな形状のものが入手できる（コンビ咬合器〔**図15, 16**〕，マルチキュレーター咬合器〔**図17, 18**〕）など.

その他のシステム（プロアーチ，など）

　プロアーチ（松風）のシステムにも Broadrick 咬合平面分析装置がある（**図19, 20**）.
　ちなみに，もしこれからそろえたいという読者のためには，Hanau の②または③，とくに技工・ワックスアッ

プ時の操作性・軽量さからみて③ **Hanau モジュラー咬合器をお勧め**する.

表1　半調節性咬合器共通の臨床手順および適用.

①咬合器への模型装着

②咬合分析

③咬合平面の診断
　Broadrick 咬合平面解析装置を利用.

④咬合挙上
　咬合挙上スプリントを製作・調整する.

⑤プロビジョナルレストレーション
　ガイダンスをトランスファーする.

⑥最終補綴装置の製作
　ワックスアップ，義歯製作する.

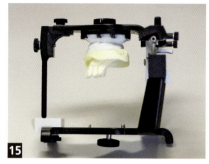
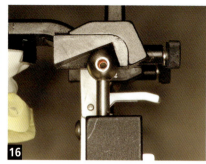

図15 Denar box arcon 型「コンビ咬合器」（ウィップミックス，ヨシダ）．
図16 コンビ咬合器の顆路再現は直線のボックス型．

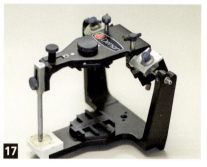
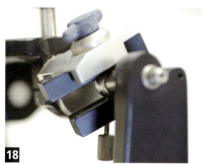

図17 Denar slot arcon 型「マルチキュレータ咬合器」（ウィップミックス，ヨシダ）．
図18 「マルチキュレータ」咬合器の顆路再現は直線のスロット型．

　臨床的な見地からすれば，**半調節性咬合器は，咬合崩壊症例の検査・診断，プロビジョナルレストレーション・各種スプリント（バイトプレート）の製作などに不可欠で**ある．ただ，**咬合崩壊の状況が治療でき，あとは欠損補綴という段階となれば，最終補綴装置の製作は平均値咬合器上でもできる**というところだと思う．

　繰り返しとなるが，臨床医は自分の手馴れた半調節性咬合器を一台は具備すべきと思う（**表1**）．

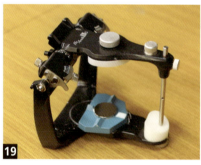
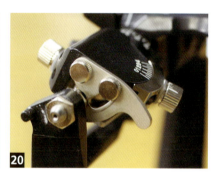

図19 box Arcon 型咬合器「プロアーチ」（松風）．
図20 「プロアーチ」咬合器の顆路再現は直線のボックス型．

7-4　社会保険上の扱い

　顎運動関連検査（380点）の ChB（チェックバイト検査）・GOA（ゴシックアーチ描記法）は，補綴装置製作にともなう場合にのみ適応でき，検査には給付されていないのが現状である．たとえば，咬合挙上スプリントは保険で適応だが，その治療に ChB は算定できないようである．

7-5　半調節性咬合器の運動に関する調整──アンテリアガイダンス・ポステリアガイダンス

半調節性咬合器の運動に関する調整には，咬合器関節部に関する**ポステリアガイダンス**（後方誘導要素）と，咬合器に装着された模型の歯列による**アンテリアガイダンス**（前方誘導要素）とがある．もちろん，これらはそれぞれ生体の，顎関節の誘導・歯列（とくに前方歯）による下顎運動の誘導に対応する．

ポステリアガイダンス（後方誘導要素）

　咬合器**関節部**　矢状**顆路**・側方**顆路**

アンテリアガイダンス（前方誘導要素）

　咬合器**切歯指導部**　矢状**切歯路**・側方**切歯路**

ポステリアガイダンス（後方誘導要素）の付与

ポステリアガイダンスの付与には，一般的に下顎前方位，側方位の下顎位をチェックバイトで記録し，咬合器の顆路調整を行う．臨床経験的には，下顎前方位のチェックバイトから Hanau の公式にしたがって L（側方顆路角）$=\dfrac{\text{H（矢状顆路角）}}{8}+12$ とし，計算で求め，側方顆路角を決定することが多い．

アンテリアガイダンス（前方誘導要素）の付与

アンテリアガイダンスの付与は，後方誘導要素の付与に比べはるかに重要な誘導要素で，以下のように設計・設定・付与するのがよいと思われる．

この前方誘導要素の付与が重視される臨床的な状況とは，全顎におよぶ歯列・歯冠修復や，欠損補綴治療の場合である．つまり，①う蝕・歯周病にともなう全顎補綴治療，②咬合平面を設定する場合，③咬合挙上を実施する場合，などでアンテリアガイダンスの場である犬歯を中心とする前歯を含む修復・補綴装置を設計・製作しなければならない場合，である．

研究によればポステリアガイダンスとアンテリアガイダンスの間には一定の関係があり，前方・角度＞後方・角度という漠然とした関係であることが知られているが，これでは臨床に適用するにはアバウトすぎ，もう少し適確な技法が欲しいところである．

7-6　アンテリアガイダンスの設計・策定・付与のフロー

　通常，全顎的な歯冠修復・欠損補綴治療を行うには，必ずプロビジョナルレストレーションが用いられる．ここではプロビジョナルレストレーションのうち，暫間冠・ブリッジを適用する場合に用いられるアンテリアガイダンスの設計・策定・付与について述べたい．

　ここで，全顎に及び，上下顎前歯も含む修復・補綴装置で治療する場合を考えてみよう．臨床の手順としては以下のように進行していくのが通法である．
①臨床検査，歯，歯列，咬合接触関係，歯列の乱れ，咬合平面の経過，咬合平面修正の必要性の有無，咬合高径の検査，咬合挙上の必要性の有無などについて検討．この際は，半調節性咬合器に上下模型を標準的に装着して

おく．
②検査の結果，歯冠修復・欠損補綴治療が適応となった場合，①で用いた半調節性咬合器上の硬石膏模型歯冠部を予測支台歯形成し，プロビジョナルレストレーションの原型を用意する（**図23a**）．
③口腔内の支台歯形成を行い，用意のプロビジョナルレストレーションへ常温重合レジンを添加・修正し，適合のよいプロビジョナルレストレーションとする（**図23b**）．

　この際，咬頭嵌合位の咬合接触を調整し，前方・側方のガイダンスの付与と調整を十分行う．これは，プロビジョナルレストレーション装着時，3～7日後，2週後というように，時間経過を加味して患者の咬合の慣れを

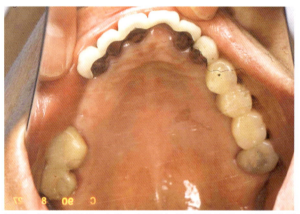

図21　患者は58歳，女性．多隙性欠損の再治療で，全顎可撤ブリッジを適用することとした．術前．

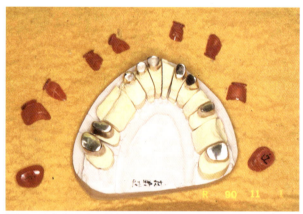

図22　支台歯形成，印象採得が終了．コーヌスクローネ内冠の位置決め印象と，可撤部の咬合採取得を行うところ．

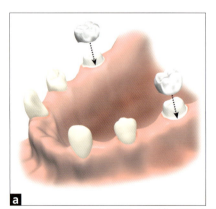

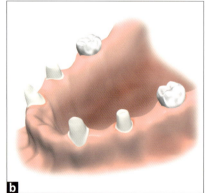

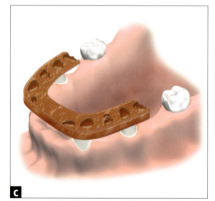

図23a～c　まず咬合採得を行うが，最後方の暫間冠のみ残し，前方部のチェックバイトを採得した．全顎補綴の場合，全残存歯を形成するが，咬合採得を正確に行うには，支台歯形成後，最後方歯のみプロビジョナルレストレーションとして前方でチェックバイトを採得すると，後方歯で咬合が確保され，正確なチェックバイトで中心咬合位が記録される．　＊Korber KH. Könuskronen. Heidelburg: Hüthig, 1983. より引用・改変．

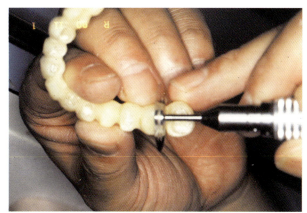

図24　全顎プロビジョナルレストレーションを一度カットする.

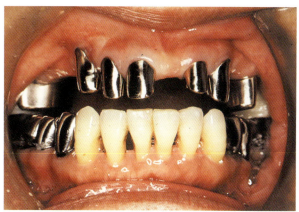

図25　両側最後方歯に暫間冠を残し，他の支台歯には内冠を仮着する.

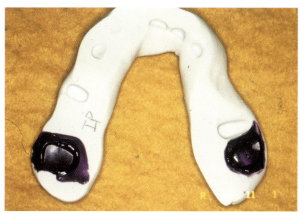

図26　シリコーンラバー印象材へビーボディタイプを用い，後方歯で最大咬頭嵌合位を確定し，前方チェックバイトを採得する. ついで，後方歯部も暫間冠をはずし，インジェクション印象材でチェックバイトを採得する.

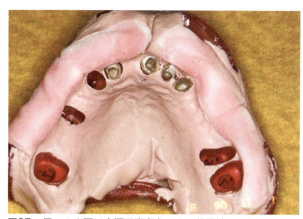

図27　個々の内冠は全顎石膏印象により位置決めを行うこともある.

見ながら調整するのがよい.

　前方運動は，4～6前歯が均等に下顎前方運動を誘導し，後方歯に早期接触が生じないようにする.

　側方運動は，犬歯を中心とする部位で作業側を誘導するようにする. 犬歯のみでなく，犬歯を中心とする小部分という範囲の誘導で行う場合も多い（グループ誘導）. プロビジョナルレストレーションの形態，とくに上顎犬歯舌面形態は，まずは標準的に付与し，口腔内で添加・削合して形態を決定する.

④この状態で患者に咬合・咀嚼を行ってもらい，1週目，2週目，3週目の患者の反応と咬合咀嚼についての評価を聴きとり，必要なら修正を加える. 患者がプロビジョナルレストレーションに適応したことを咬耗面の存在などにより確認する.

⑤上下顎の印象採得により上下模型を得る. この模型を通法により，上顎はフェイスボウ，下顎はチェックバイトを介し，咬頭嵌合位にて半調節性咬合器へマウントする.

⑥**プロビジョナルレストレーションで確立されたアンテリアガイダンスを，咬合器切歯指導釘下に各個付与する.** これには，特別な常温重合レジンも市販されているが，個人トレー製作用レジンを用いれば十分に目的を達する. これで，患者固有の前方誘導要素が咬合器の指導要素に加えられたことになる.

⑦最終歯冠修復・補綴装置を製作する際に，上顎または下顎，または両方の作業模型を，通法により誘導要素の調整が整った咬合器へ，咬頭嵌合位でマウントする.

⑧歯冠修復・補綴装置のワックスアップは，咬合器に

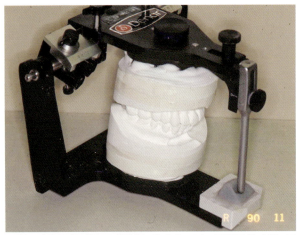

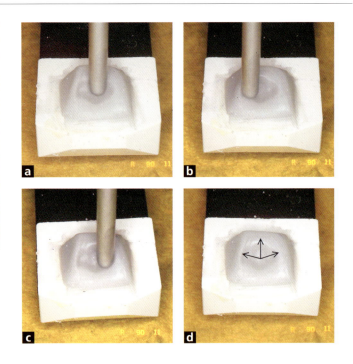

図28　全顎可撤ブリッジ製作に先立ち，アンテリアガイダンスを決定する．これにはまず通法により，上顎プロビジョナルレストレーションの模型と，下顎対合歯列模型を，半調節製咬合器へマウントする．
図29a　アンテリアガイダンスの各個形成を行う（下顎前方位）．
図29b　同左作業側．
図29c　同右作業側．
図29d　下顎前方位，左右作業側のインサイザルガイドが形成されたところ．

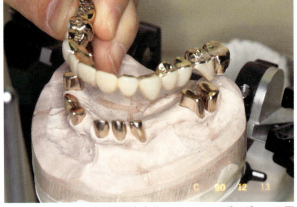

図30　こうして正確な咬頭嵌合位とアンテリアガイダンスの再現された補綴装置が完成する．

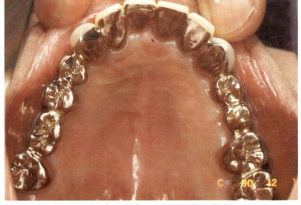

図31　口腔内の可撤ブリッジ，咬合調整量は僅少である．

よって確定している咬頭嵌合位の再現とアンテリアガイダンスにしたがって，とくに犬歯を中心とした部分の形態付与を重視して行う．

　以上により，患者に受け入れやすい，患者の顎口腔系にスムースに順応する，科学的根拠に基づくアンテリアガイダンスの付与が可能となる．

本書のおわりに

　「咬合挙上をうまくなりたい」と題し，著者40年の臨床経験のなかで最近10年ほどの症例を中心に，咬合崩壊症例のうち臨床医が遭遇するだろう類型について，その検査・診断・臨床対応について述べてきた．

　歯科臨床は大きな流れとして今後病態が単純化する方向に向かうであろう．大規模な補綴治療そのものは減少するであろう．しかし，そのなかでも重度の病変に悩み，いくつもの歯科医院を遍歴し，納得のいかない治療を甘受しなければならない咬合崩壊症例患者は依然として残るであろう．このような患者に対したとき，臨床医は自分で対応ができる症例なのか，歯科補綴専門医のようなエキスパートに依頼するかよく考えなくてはならない．「自分ができないことを見つけ，専門医にレファーすること」は何の恥でもない．これはU. Posseltの名著「咬合の生理とリハビリテーション」（1968年）の緒言に早々に記されており，「臨床医は自分の臨床能力を高め，

自分の限界を自覚し，それを超える患者は，専門医に依頼する」ことが重要であるとされている．これは一般医科の世界で医師相互間ではごく当たり前に行われていることであり，われわれもこうありたい．自分で対応が可能となるためには一に研鑽，二に技術向上を図ることである．「知識と技術」の向上はわれわれの職種には一生ついて回るものであることを銘記すべきことはいうまでもない．

　本書で取り上げた内容は歯科臨床の咬合に関し，もっとも厄介な状況の患者症例を取り上げたつもりである．

　本書が後に続く臨床医諸氏の研鑽の一助となることを心から祈念したい．

2017年2月

五十嵐順正

増田裕次

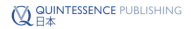

QUINTESSENCE PUBLISHING
日本

咬合挙上をうまくなりたい

どうする？　咬合高径・咬合平面・咬合崩壊症例

2017年4月10日　第1版第1刷発行
2020年1月20日　第1版第3刷発行

著　　　者　五十嵐順正 / 増田裕次
　　　　　　いがらしよしまさ　ますだゆうじ

発　行　人　北峯康充

発　行　所　クインテッセンス出版株式会社
　　　　　　東京都文京区本郷3丁目2番6号　〒113-0033
　　　　　　クイントハウスビル　電話(03)5842-2270(代表)
　　　　　　　　　　　　　　　　(03)5842-2272(営業部)
　　　　　　　　　　　　　　　　(03)5842-2275(編集部)
　　　　　　web page address　https://www.quint-j.co.jp/

印刷・製本　横山印刷株式会社